U0741367

湖南省高职高专药学类专业特色教材

现代仪器分析技术
实训指导与习题集

主　编　欧阳卉

副主编　董明芝　于　勇

编　者（以姓氏笔画为序）

　　　　于　勇　刘代群　欧阳卉　姚　蓉

　　　　董明芝

中国健康传媒集团
中国医药科技出版社

内 容 提 要

本教材是"湖南省高职高专药学类专业特色教材"中的一本。本教材内容包括实验室规则、实训部分和习题集三个部分。实训部分主要有紫外－可见分光光度法鉴别和测定药物含量、红外分光光度计操作及性能检定、苯甲酸红外光谱测定及谱图解析、柱色谱、薄层色谱和纸色谱实验、高效液相色谱仪色谱柱的性能考察及分离度测试、高效液相色谱法测定含量、葡萄糖注射液的 pH 测定、气相色谱法测定维生素 E 的含量及实训考核等。本教材将基础知识与专业技能抽查、药物分析技能竞赛紧密结合，适于高职高专药学、药品质量与安全、药物制剂（药品生产）技术、中药学、中药生产与加工、中药制药、食品营养与检测、食品质量与安全、食品药品监督管理等专业教学使用，也可供其他专业学历层次选用。

图书在版编目（CIP）数据

现代仪器分析技术实训指导与习题集 / 欧阳卉主编 . —北京：中国医药科技出版社，2020.7

湖南省高职高专药学类专业特色教材

ISBN 978-7-5214-1915-3

Ⅰ . ①现⋯　Ⅱ . ①欧⋯　Ⅲ . ①仪器分析－高等职业教育－习题集　Ⅳ . ① O657-44

中国版本图书馆 CIP 数据核字（2020）第 123892 号

美术编辑　陈君杞
版式设计　南博文化

出版　**中国健康传媒集团** | 中国医药科技出版社
地址　北京市海淀区文慧园北路甲 22 号
邮编　100082
电话　发行：010-62227427　邮购：010-62236938
网址　www.cmstp.com
规格　787 × 1092mm $\frac{1}{16}$
印张　7 $\frac{1}{2}$
字数　122 千字
版次　2020 年 7 月第 1 版
印次　2022 年 7 月第 3 次印刷
印刷　北京市密东印刷有限公司
经销　全国各地新华书店
书号　ISBN 978-7-5214-1915-3
定价　**35.00 元**

获取新书信息、投稿、为图书纠错，请扫码联系我们。

前 言

现代仪器分析技术是药品质量与安全、药物制剂技术、药学等专业的必修专业基础课。现代仪器分析技术实训课是本课程的重要组成部分，是整个教学过程中的一个重要环节。现代仪器分析技术教学大纲要求学生理解近几年分析领域有发展前景的常用仪器的分析方法的基本原理，熟悉仪器的基本结构，掌握它们的基本实验方法和操作技术，学会使用典型仪器，提高处理数据的能力，了解仪器的安装要求及保养维护等知识。

《现代仪器分析技术实训指导与习题集》从2009年开始使用以来受到广大师生的欢迎，并通过吸取广大同行提出的宝贵建议不断完善。尤其是这几年通过对湖南康普制药有限公司、湖南药用辅料检验检测中心、西安正大制药有限公司、湖南汉森制药有限公司等企业药物检验岗位的调研，不但充实了实训内容，增加了薄层色谱法鉴别维生素C注射液、苯甲酸红外光谱测定、高效液相色谱仪色谱柱的性能考察及分离度测试等实训项目，还在教学模式和方法上不断创新，开展任务导向项目教学，开发出校企合作的实训教材。本教材内容共分三部分，包括实验室规则、实训部分和习题集，实验室规则介绍了仪器分析实验中的基本要求和需要注意的事项。实训内容是本教材的主要部分，根据现代仪器分析技术课程内容体系，从中选择较为典型的仪器及方法为实例，紧密结合药品检验职业岗位的需求、学科自身特点及学校实训教学的实际情况编写而成，共有12个实训。其实验方法涵盖紫外－可见分光光度法、红外光谱法、柱色谱法、纸色谱法、薄层色谱法、气相色谱法及高效液相色谱法等。实训内容体现了以工作任务为导向，工作流程为主线，重点培养学生规范操作及职业能力职业素养的特点。实训后附的两个实训考核为增强学生实践能力，以湖南省药学专业技能考核要求为依据编写了部分实训考核项目及评价标准。习题集是根据仪器分析课程标准和相关教材部分章节编写，题型形式多样，包含客观题和主观题。教师可以根据需要安排学生随堂练习或课后复习，有利于学生把握教学重点，巩固所学知识。文中药典相关内容，均为参考《中华人民共和国药典》（2020年版）编写，以下简称为《中国药典》。

本教材在编写中得到了学院、教务处及药学院领导的关心和大力支持，西安正大制药有限公司研究员董明芝对教学内容的设计、筛选给予了热情帮助，在此表示衷心感谢。本教材编写分工如下。于勇负责编写实训十、实训十二及实训考核；姚蓉负责编写实训六、实训七、实训九；欧阳卉负责编写实训一、实训二、实训三、实训四；董明芝负责编写实训五；刘代群负责编写实训八、实训十一。所有编者均参与习题的编写工作。最后由欧阳卉统稿。

本教材主要供药学、药品质量与安全、药物制剂技术、中药学等专业高职高专学生使用，其他相关专业学生也可选用。

由于编者水平有限及时间仓促，书稿中尚有不足之处，敬请各位师生在使用中提出宝贵意见。

编　者

2020年7月

目录

实验室规则

1. 必须带实验指导、实验记录本、实验预习报告，穿白大褂进入实验室，严格遵守实验室规章制度，服从实验老师的指导。

2. 课前做好预习。明确该次实验的目的要求，熟悉实验内容、顺序、操作要点、所需的仪器及实验中必须注意的事项。每次实验课应有准备地接受老师的提问。

3. 仪器室内严禁吸烟和进食，严禁喧哗、打闹，不得随地吐痰和乱丢杂物，不得随意乱动与本实验无关的仪器设备和药品。

4. 爱护仪器设备，严格按照操作规程使用。珍惜实验物品，节约实验药品。

5. 实训中仔细观察实验现象，及时用钢笔将全部数据准确记录在记录本上，决不允许记于小纸条上或实验指导上甚至手掌上。原始记录是实验报告的组成部分，尊重实验原始记录是必要的科学作风，绝不允许将记录本内任何数据擅自涂改，如确为写错，应用钢笔将写错处划去（但要求能看清原来数据），再重写一次。

6. 实验结束时，必须按照规定把实验用品和仪器清洗干净、放置好，并做好精密仪器使用登记。如有仪器损坏，应立即报告老师，按老师要求办理登记报损或赔偿手续。

7. 仪器分析实验室的仪器多属较精密贵重仪器，应注意防尘、防潮，应防止酸碱、腐蚀性气体及蒸气或酸雾侵蚀仪器。

8. 值日生在实验结束后，应做好实验室的清洁卫生工作，并检查实验室的水、电、门、窗等安全事宜。

9. 学生在实验室的表现包括回答老师课堂提问、讨论中的发言、实训报告完成情况及其质量等，还包括有无旷课、迟到早退以及遵守规章纪律等诸方面，将由老师逐次填写在学生实验考察表中，作为实验实训课衡量其思想品德和计算学科实验考察成绩的依据。

实训部分

实训一 邻二氮菲分光光度法测定微量铁

一、实训目的

掌握邻二氮菲分光光度法测定微量铁的方法。熟悉紫外－可见分光光度计的基本操作。能对照仪器说出其主要构造。会仪器的保养与维护。

二、实训资料

1. **标准曲线的制作** 在5个50ml容量瓶中，分别加入20μg/ml铁标准溶液1.00、2.00、3.00、4.00、5.00ml，再分别加入1.00ml 10%盐酸羟胺溶液，2.00ml 0.15%邻二氮菲溶液和醋酸－醋酸钠缓冲液5.0ml，以水稀释至刻度，摇匀。在选择测量波长处，用1cm吸收池，以试剂空白为参比，测吸光度A。

2. **试样测定** 准确吸取2.00ml试样溶液三份，按标准曲线的操作步骤，测定其吸光度。从标准曲线上求得未知试样溶液的浓度的平均值，并计算出相对标准偏差。

三、实训过程

技师引领或媒体播放。

（一）必备知识

1. 光的吸收定律、标准曲线法。

2. 操作前水平测试。

（1）分光光度计分为哪几种类型？分光光度计的基本结构包括哪几个部分？

（2）如何操作分光光度计？不同的仪器操作参见其说明书。

3. Uvmini-1240紫外－可见分光光度计使用方法。

（1）开机前检查 仪器电源开关是否为"关"（0被按下）；电源线是否连接好；检测室是否有上次残留物。

（2）开机 先将电源插头插入电源插座，打开仪器电源开关，仪器开始自检（初始化）。

（3）选择测定吸光度　按数字键【1】。

（4）设置波长参数　按键【GOTO WL】数字键输入所需波长，如277，然后按键【ENTER】确认。

（5）自动调零　测量前，吸收池用水洗3次后用空白溶液洗2~3次，再装入空白溶液，体积为池体积的4/5，用镜头纸擦净吸收池外壁，放入检测室，并注意透光的方向。盖好检测室盖，然后按键【AUTO ZERO】。

（6）样品测定　取出吸收池，倒掉空白溶液，用待测溶液润洗2~3次，装入样品溶液，体积为池体积的4/5，用镜头纸擦净，放入检测室，注意与空白放置时方向相同。盖好检测室盖，按键F3或者【START/STOP】读数，记录。

（7）测定完毕，关闭电源，拔下插头，取出吸收池，洗净、晾干。

（8）注意事项　①在仪器自检过程中，不得打开样品室，并确定样品槽中无样品。②检查硅胶（每周进行），检查波长准确度（每月进行一次）。

4. UV-1800PC型紫外-可见分光光度计使用方法

（1）开机自检　确认仪器光路中无阻挡物，关上样品室盖，打开仪器电源开始自检。仪器自检完成后进入预热状态，如要精确测量，预热时间20分钟以上。

（2）进入光度模式　按数字键【1】选择"光度"进入；按【GOTO λ】设置测试波长。

（3）设置测量模式　按键【SET】进入设置测量模式，按【1】进入选择模式，按【∧】【∨】选择"吸光度""透过率""能量"模式，按【ENTER】确认，按【2】设置系数K值（-9999.9~9999.9），一般输入1，按【ENTER】确认。按【START/STOP】确定所有设置内容。

（4）设置波长　按【GOTO λ】进入设置波长，数字键输入波长值，按【ENTER】确定波长值；按【START/STOP】键进入光度数据表。

（5）校准100%T/0Abs　将参比置于光路中，按【ZERO】校准100%T/0Abs。

（6）测量样品　将样品置于光路中，测量结果显示在屏幕上；按【START/STOP】键，数据进入光度数据表。重复第5、6步，按【START/STOP】把数据录入数据表，把所有样品测量完毕。

（二）实训方案

1. 实训形式　根据任务将全班人数分成4组，每组按老师要求完成一份试液制备（0.15%邻二氮菲溶液、10%盐酸羟胺溶液、醋酸-醋酸钠缓冲液、20μg/ml铁标准溶液等的制备），每组实行组长负责制，每份试液按全班人数计算试液制备量，组长核算后写出配制方案，交老师审核同意即可配制。1mg/ml 铁标准贮备液由老师事先准备。

2. **实训程序** 见图1-1。

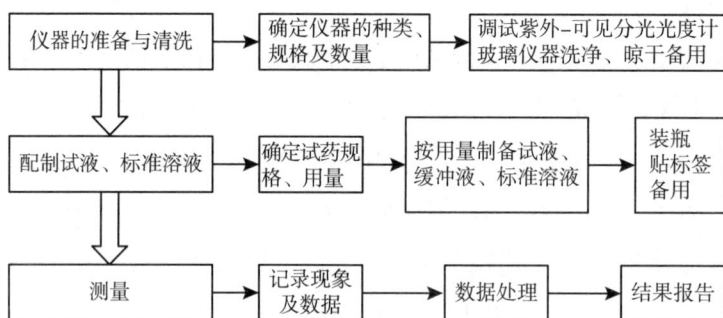

图1-1 实训程序流程图

3. **实训时间安排** 见表1-1。

表1-1 实训时间安排

实训内容	实训时间/（min）	说明
玻璃仪器的准备与清洗	10	
试液、标准溶液的制备	20	1mg/ml 铁标准贮备液及试药由实训教师准备，学生应在实训前检查核对，若有缺失应及时报告教师补齐
检查紫外-可见分光光度计并调试	10	
绘制标准曲线	30	
试样测定	10	
卫生	10	按规定的方法合理交叉进行
合计	90	

（三）学生实训

1. **实验仪器** 紫外-可见分光光度计、1cm吸收池、电子天平、烧杯（100ml、200ml）、100ml量筒、胶头滴管、吸量管（1ml、2ml、5ml）、洗耳球、50ml容量瓶、100ml容量瓶。

2. **试剂试药** 硫酸铁铵［$NH_4Fe(SO_4)_2 \cdot 12H_2O$，分子量为482.20］、邻二氮菲、盐酸羟胺、醋酸钠、冰醋酸。

3. **试液制备** 1mg/ml 铁标准贮备液：准确称取硫酸铁铵0.8634g，置小烧杯中，加入20ml 6mol/L HCl溶液和少量水，溶解后，定量转移至100ml容量瓶中，加水稀释至刻度，摇匀。

（1）20μg/ml铁标准溶液制备　取2.0ml铁标准贮备液，置100ml量瓶中，用水稀释至刻度，摇匀即得。

（2）0.15%邻二氮菲水溶液制备　取邻二氮菲0.15g，加水溶解后，再加水稀释至100ml，摇匀。

（3）10%盐酸羟胺溶液（新配）制备　取盐酸羟胺10g加水适量使成100ml，摇匀，即得。

（4）醋酸－醋酸钠缓冲液（pH 4.6）制备　取醋酸钠5.4g，加水50ml使溶解，用冰醋酸调节pH至4.6，再加水稀释至100ml，即得。

4. 制作标准曲线及样品测定

（1）准备9个洁净的50ml容量瓶。

（2）6个容量瓶中各加入20.0μg/ml铁标准溶液0.00、1.00、2.00、3.00、4.00、5.00ml；在另3个容量瓶中分别加入2.0ml未知试液。

（3）各加入10%盐酸羟胺溶液1.0ml，再分别加入0.15%邻二氮菲2.0ml，醋酸－醋酸钠缓冲液5.0ml，分别用纯化水稀释至50ml标线，摇匀。

（4）用1cm吸收池，以试剂空白为参比溶液，在510nm波长处，测定并记录各溶液吸光度。

（5）注意　应保持吸收池清洁。拿取吸收池时，手指不应接触透光面，使用和放置过程中，应防止透光面与硬物接触，以免磨损。吸收池外壁的液体应以擦镜纸擦干，如比色液为强酸或强碱时，应尽快比色，以缩短比色时间，用毕，用纯化水洗净，晾干。

5. 实验记录及数据处理

（1）绘制标准曲线数据　铁标准液20μg/ml（ $\lambda =$ 　nm）。数据记录见表1-2。

表1-2　标准曲线数据记录表

V（铁）/（ml）	1.00	2.00	3.00	4.00	5.00
浓度/（μg/ml）	0.4	0.8	1.2	1.6	2.0
A					

以浓度（μg/ml）作为横坐标，吸光度（ A ）作为纵坐标作图。可采用EXCEL处理。

（2）样品测定 （$V_{样品}$=2ml，测定波长 λ =　　nm ）

A_1=　　　　A_2=　　　　A_3=

由样品管的吸光度在标准曲线查到样品瓶中铁的含量（见标准曲线）C

样品被测组分铁的浓度为：$C \times 25$。式中，25为稀释倍数。

四、讨论

1. 在铁标准液和试样溶液中加入邻二氮菲溶液、盐酸羟胺溶液与醋酸-醋酸钠缓冲液（pH 4.6）的作用是什么？

2. 在显色操作时，未知试液与标准溶液同时显色的目的是什么？

3. 如何编写分光光度计的使用规程？

4. 本实验原理是什么？

在pH=2~9的溶液中，Fe^{2+}与邻二氮菲（phen）生成稳定的橘红色配合物$Fe（phen）_3^{2+}$：

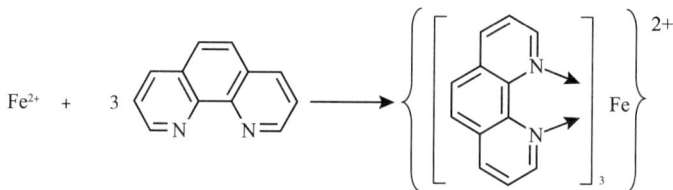

此配合物的lg$K$=21.3，摩尔吸光系数ε_{510}=1.1 × 10^4L · mol^{-1} · cm^{-1}，而Fe^{3+}能与邻二氮菲生成3∶1配合物，呈淡蓝色，lg$K$=14.1。所以在加入显色剂之前，应用盐酸羟胺（$NH_2OH · HCl$）将Fe^{3+}还原为Fe^{2+}，其反应式如下：

$$2Fe^{3+}+2NH_2OH · HCl \rightarrow 2Fe^{2+} + N_2 + 2H_2O + 4H^+ + 2Cl^-$$

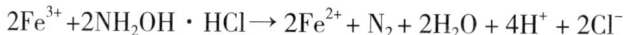

测定时控制溶液的酸度为pH ≈ 5较为适宜，用邻二氮菲可测定试样中铁的总量。该法具有高灵敏度、高选择性，且稳定性好，干扰易消除等优点。

五、思考题

1. 邻二氮菲分光光度法测定微量铁时为何要加入盐酸羟胺溶液？

2. 邻二氮菲与铁的显色反应，其主要条件有哪些？

3. 加各种试剂的顺序能否颠倒？

实训二　维生素B$_{12}$注射液的鉴别与含量测定

一、实训目的

掌握紫外–可见分光光度计的基本操作。会用紫外–可见分光光度法鉴别维生素B$_{12}$注射液。会用吸收系数法测定维生素B$_{12}$注射液的含量计算，能理解其原理。

二、实训资料

以下内容摘自《中国药典》。

1. **维生素B$_{12}$注射液的鉴别**　取含量测定项下的溶液，照紫外–可见分光光度法测定，在361nm与550nm的波长处有最大吸收；361nm处的吸光度与550nm处的吸光度的比值应为3.15~3.45。

2. **维生素B$_{12}$注射液的含量测定**　避光操作。精密量取本品适量，加水定量稀释成每1ml中约含维生素B$_{12}$ 25μg的溶液，照紫外–可见分光光度法，在361nm的波长处测定吸光度，按C$_{63}$H$_{88}$CoN$_{14}$O$_{14}$P的吸收系数（$E_{1cm}^{1\%}$）为207计算，即得。

三、实训过程

技师引领或媒体播放。

（一）必备知识

1. 计算公式

$$C = \frac{A \times 1\% \times 稀释倍数}{207} \qquad (2-1)$$

式中，207为生素B$_{12}$吸收系数；稀释倍数为10；C为测得维生素B$_{12}$注射液的浓度，g/ml。

$$标示含量，\% = \frac{C \times 1000}{标示量（mg/ml）} \times 100\% \qquad (2-2)$$

式中，C 的含义同上，1000 为单位换算。

2. 操作前水平测试

（1）规格为 1ml：0.25mg 维生素 B_{12} 注射液，如何制备成每 1ml 中约含维生素 B_{12} 25μg 的溶液？

（2）如何检查仪器波长的准确度？如何选择测定波长？

（二）实训方案

1. 实训形式 5~10 人一组，每组共用一台紫外–可见分光光度计，操作由学生个人独立完成，平行测定 2 份。组内人员计算测定结果的平均值及相对偏差。

2. 实训程序 见图 2-1。

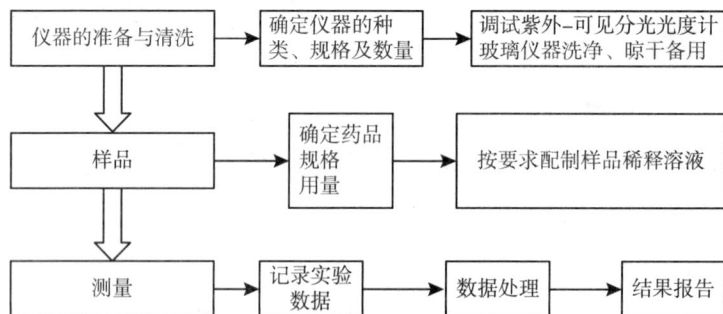

图2-1 实训程序流程图

3. 实训时间安排 见表 2-1。

表2-1 实训时间安排

实训内容	实训时间 /（min）	说明
玻璃仪器的准备与清洗	10	
样品溶液的制备	10	药品由实训教师准备，学生应在实训前检查核对，若有缺失应及时报告教师补齐
检查紫外–可见分光光度计并调试	10	
吸收池配对检查	10	使用 722 型分光光度计需要配对
扫描光谱及数据处理	15	若手工绘制，需 40 分钟
361nm 测吸光度及数据处理	25	
卫生	10	按规定的方法合理交叉进行
合计	90	

（三）学生实训

1. 实验仪器 紫外-可见分光光度计、1cm吸收池、小烧杯、砂轮、洗瓶、吸量管（5ml）、容量瓶（50ml）、胶头滴管、洗耳球。

2. 试剂试药 维生素B_{12}注射液，规格：1ml：0.25mg。

3. 操作步骤

（1）避光操作。精密量取规格为1ml：0.25mg维生素B_{12}注射液5ml，置50ml容量瓶中，加水稀释至刻度，摇匀，制成每1ml中约含维生素B_{12} 25μg的溶液，以纯化水为空白，用配套的石英吸收池装维生素B_{12}稀释液，在361nm的波长处测定吸光度。平行制备2份稀释液，分别测定并记录。注意：测定前检查其吸收峰波长是否在361nm±1nm，以实际找出的吸收峰波长（361nm±1nm）进行测定。

（2）取维生素B_{12}稀释液从240nm起至580nm扫描光谱。

4. 实验记录及数据处理

（1）$V_{样品}$: ____ml；稀释倍数: ____；测定波长λ: ____nm

$A_1=$ _____ $A_2=$ _____

（2）最大吸收波长为 ____nm； ____nm；鉴别数据记录及处理见表2-2。

表2-2 鉴别数据记录及处理

λ /（nm）	361	550
A		
A_{361}/A_{550}		

四、讨论

1. 采用吸收系数法测定药物含量时，为什么测定前要对仪器波长进行核对和校正？

2. 本实验为什么要避光操作？

五、思考题

1.影响吸收系数法的因素有哪些?

2.比较标准曲线法与吸收系数法各有何优缺点。

实训三　对乙酰氨基酚（片）含量测定

一、实训目的

掌握紫外–可见分光光度计的基本操作，会用吸收系数法测定对乙酰氨基酚（片）的含量计算，能理解其原理。

二、实训资料

以下内容摘自《中国药典》。

1. 对乙酰氨基酚含量测定　取本品约40mg，精密称定，置250ml量瓶中，加0.4%氢氧化钠溶液50ml溶解后，加水至刻度，摇匀，精密量取5ml，置100ml量瓶中，加0.4%氢氧化钠溶液10ml，加水至刻度，摇匀，照紫外–可见分光光度法，在257nm的波长处测定吸光度，按$C_8H_9NO_2$的吸收系数（$E_{1cm}^{1\%}$）为715计算，即得。药典规定按干燥品计算，含$C_8H_9NO_2$应为98.0%~102.0%。

2. 对乙酰氨基酚片含量测定　取本品20片，精密称定，研细，精密称取适量（约相当于对乙酰氨基酚40mg），置250ml量瓶中，加0.4%氢氧化钠溶液50ml与水50ml，振摇15分钟，用水稀释至刻度，摇匀，滤过，精密量取续滤液5ml，照对乙酰氨基酚含量测定项下的方法，自"置100ml量瓶中"起，依法测定，即得。本品含对乙酰氨基酚（$C_8H_9NO_2$）应为标示量的95.0%~105.0%。

三、实训过程

技师引领或媒体播放。

（一）必备知识

1. 计算公式

$$原料百分含量\% = \frac{A \times 1\% \times 稀释倍数 \times 250}{E_{1cm}^{1\%} \times 样品重} \times 100\% \qquad （3-1）$$

$$片剂标示含量\%=\frac{A\times1\%\times稀释倍数\times250\times平均片重}{E_{1cm}^{1\%}\times样品重\times标示量}\times100\% \qquad (3-2)$$

式中，250为初始配制溶液的体积。

2. 操作前水平测试 本次实验样品测定前需要对紫外–可见分光光度计进行哪些检查？

（二）实训方案

1. 实训形式 5~10人一组，每组共用一台紫外–可见分光光度计，操作由学生个人独立完成，平行测定2份。组内人员计算测定结果的平均值及相对偏差。

2. 实训程序 见图3-1。

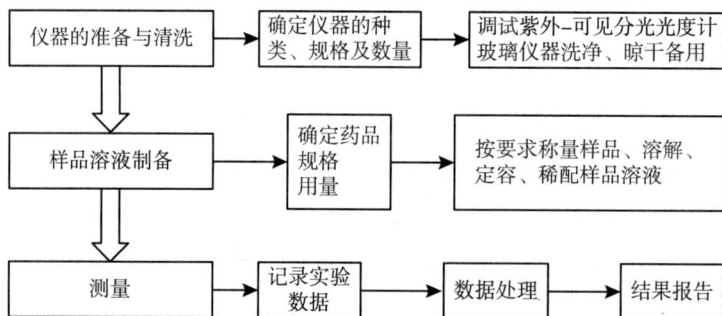

图3-1 实训程序流程图

3. 实训时间安排 见表3-1。

表3-1 实训时间安排

实训内容	实训时间/（min）	说明
玻璃仪器的准备与清洗	10	
样品溶液的制备	40	药品由实训教师准备，学生应在实训前检查核对，若有缺失应及时报告教师补齐
检查紫外–可见分光光度计并调试	10	
测吸光度及数据处理	20	
卫生	10	按规定的方法合理交叉进行
合计	90	

（三）学生实训

1. 实验仪器 电子天平、紫外–可见分光光度计、1cm吸收池、移液管（5ml）、容量瓶（100ml、250ml）。

2. **试剂试药**　对乙酰氨基酚、氢氧化钠。

3. **试液制备**　0.4%氢氧化钠溶液制备：取氢氧化钠0.4g，加水溶解，使成100ml，摇匀，即得。

4. **操作步骤**　同前（实训资料）。

5. **实验记录及数据处理**

电子分析天平型号：

样品重：m_1　　　　　；m_2

仪器型号：　　　　　　；测定波长 λ：　　　　　nm

$A_1=$　　　　　　　　$A_2=$

四、讨论

1. 本实验的原理是什么？

2. 影响本实验结果的因素有哪些？

五、思考题

1. 采用吸收系数法测定药物含量时应注意什么？

2. 如果没有对乙酰氨基酚，可以改做对乙酰氨基酚片，片剂计算与原料有什么不同？

实训四　红外分光光度计操作及性能检定

一、实训目的

要求能正确操作红外分光光度计和工作站，熟悉红外分光光度计的结构、性能检定，能对仪器进行日常维护和保养，并排除常见故障。能理解红外分光光度计工作原理。

二、实训资料

以下内容摘自《中国药品检验标准操作规范》。

1. **红外分光光度计波数准确度检定方法**　用聚苯乙烯薄膜（厚度约为0.05mm）校正仪器，绘制其光谱，用3027.1cm^{-1}，2850.7cm^{-1}，1944.0cm^{-1}，1801.6cm^{-1}，1601.4cm^{-1}，1583.1cm^{-1}，1154.3cm^{-1}，1028.0cm^{-1}，906.7cm^{-1}处的吸收峰对仪器的波数进行校正。傅里叶变换红外光谱仪在3000cm^{-1}附近的波数误差应不大于±5cm^{-1}，在1000cm^{-1}附近的波数误差应不大于±1cm^{-1}。

2. **红外分光光度计分辨率**　仪器的分辨率要求在3110~2850cm^{-1}范围内应能清晰地分辨出7个峰，峰2851cm^{-1}与谷2870cm^{-1}之间的分辨深度不小于18%透光率，峰1583cm^{-1}与谷1589cm^{-1}之间的分辨深度不小于12%透光率。仪器的标称分辨率，除另有规定外，应不低于2cm^{-1}。如图4-1所示为聚苯乙烯薄膜标准红外光谱图。

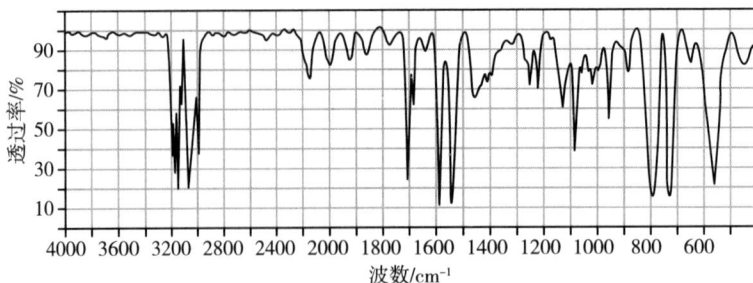

图4-1　聚苯乙烯薄膜标准红外光谱图

三、实训过程

技师引领或媒体播放。

（一）傅里叶变换红外光谱仪FTIR-8400S型操作

1. 预先打开空调和除湿机。

2. 打开仪器电源开关以及电脑主机，仪器预热。

3. 双击图标 IRSolution，进入IRSolution工作站。选择IRSolution中的测定，在"测定"菜单中选择"初始化"，初始化成功后，系统面板右方显示"Interface""镜"两个绿色的灯，即可进行测量。

4. 设置IRSolution系统右下角的参数。一般如下设置。

（1）在Data（数据）栏中，如图4-2设置Measuring Mode（测定方式），选择%Transmittance（透过率）；Apodization（变迹法）选择Happ-Genzel；No. of Scans（扫描次数），设置15；Resolution（分辨率），设置$4cm^{-1}$；Range（波数范围），设置$4000\sim400cm^{-1}$。

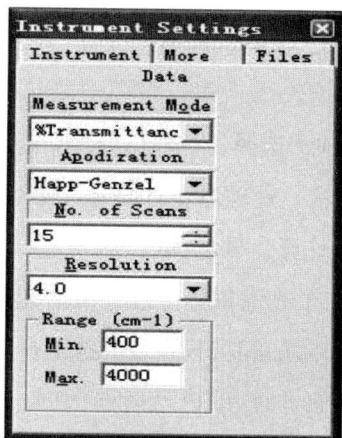

图4-2 Data（数据）栏

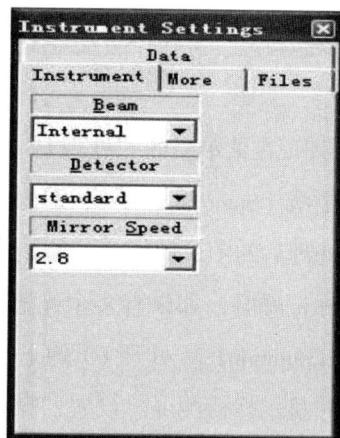

图4-3 Instrument（仪器）栏

（2）在Instrument栏中，如图4-3设置：Beam（光束），选择Internal（内部）；Detector（检测器），选择standard（标准）；Mirror Speed（动镜速度），选择2.8mm/sec。

（3）More（更多）栏，设置各参数如图4-4所示。

（4）File栏（文件）如图4-5所示。用文件栏保存在扫描参数栏的参数设置或者装载保存的参数。要保存参数，点击另存为按钮，然后选择或者输入保存路径和文件名

（扩展名：*.ftir）。要装载保存的参数。点击右下角"…"按钮，然后选择要用的参数文件。

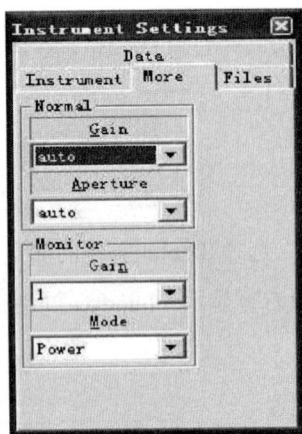

图4-4 More（更多）栏　　　　　图4-5 File（文件）栏

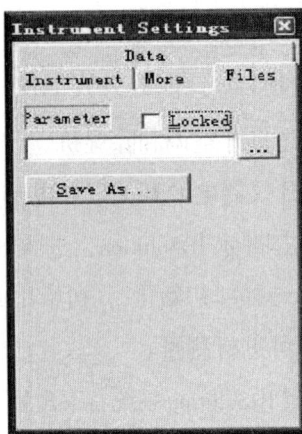

5. 光谱测定。首先进行背景扫描（以空气做背景），点击此窗口中的BKG键（背景按钮），出现一个对话框"请准备样品室用于背景扫描"。确定样品室中没有样品，然后点"确定"开始背景测量，扣除背景。背景测量完成以后，打开样品室盖，将聚苯乙烯薄膜放置于样品架上，盖好样品室盖。回到测定项下，点击Sample（样品）按钮开始样品测量。

6. 处理。在菜单栏的"处理1"和"处理2"项下选择各种数据处理功能。

（1）平滑（Smoothing） 可以用该功能滤除噪音。处理后，计算，显示OK，成为一张平滑处理后的图，剪切，从原始图中取局部，计算，显示OK。

（2）标记峰时，如果有多个光谱显示，选择一个光谱栏标记峰并激活光谱。然后点击［Manipulation1］（处理1）的下拉式菜单的［Peaktable］（峰表）选项自动转换到［处理］栏显示峰检测屏。设置"噪声""阈值""最小面积"，然后点Calc（计算）显示吸收峰检测结果。阈值越大，峰越多；噪声越大，峰越少；面积越大，峰越少。最后按"OK"键可以得到峰值表。

7. 打印。在View（查看）栏中选择要打印的图谱，选择打印格式显示标准面版，这时点击"文件"项下的"打开"命令可以选择IRSolution软件提供的面板，从目录中选择一个需要的面板设计，点击"打开"按钮显示选择的面板设计，打印预览，满意即可打印图谱。

8. 所有操作完成后，退出系统。首先确保所有必要的IRSolution数据已经保存，然后执行"文件"—"退出"命令，退出IRSolution软件。最后关闭计算机、主机电源。

9. 注意。①当使用IRSolution软件时终止其他软件的运行；②Windows运行时不要关闭或者重新启动计算机，避免系统损坏。

（二）核对图谱

核对图谱，判断红外分光光度计波数准确度及分辨率是否符合要求。

四、讨论

傅里叶变换红外光谱仪由哪几部分组成？各部分的作用是什么？

五、思考题

1. 傅里叶变换红外光谱仪有哪些特点？

2. 为什么需要进行谱图的处理？

3. 如何编写傅里叶变换红外光谱仪 FTIR-8400S 型操作规程？请各组编写一个。

4. 红外光谱仪日常维护应注意什么？

实训五　苯甲酸红外光谱测定及谱图解析

一、实训目的

掌握用压片法制作固体试样晶片的方法，会使用KBr压片模具、压片机制备固体试样。进一步熟练操作红外分光光度计和工作站，会用红外吸收光谱进行化合物的定性分析，熟悉红外分光光度计的结构，能对仪器进行日常维护和保养，并排除常见故障。能理解红外分光光度计工作原理。

二、实训资料

苯甲酸为消毒防腐药，收载在《中国药典》上，其红外光谱见图5-1，光谱图特征性强，可用于定性鉴别。其标准图谱见《药品红外光谱集》233图。

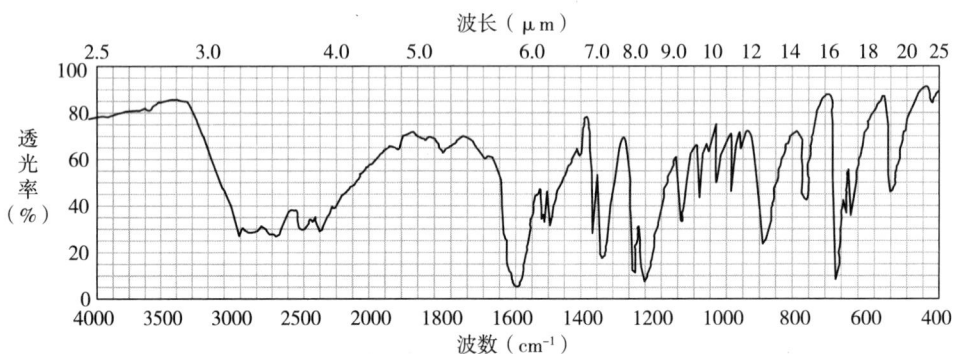

图5-1　苯甲酸标准红外光谱图

苯甲酸分子中各基团基频峰的频率在4000~650cm^{-1}范围内，参见表5-1。

表5-1　苯甲酸各基团基频峰频率

原子基团的基本振动形式	基频峰的频率/（cm^{-1}）	原子基团的基本振动形式	基频峰的频率/（cm^{-1}）
$v_{=C-H}$（Ar上）	3077，3012	δ_{C-H}	935
$v_{C=C}$（Ar上）	1600，1582，1495，1450	$v_{C=O}$	1685
δ_{C-H}（Ar上邻接五氢）	715，690	v_{C-O-H}（面内弯曲振动）	1250
v_{O-H}	3400~2500（多重峰）		

三、实训过程

技师引领或媒体播放。

（一）必备知识

1. 红外分光光度计的操作知识。

2. 红外光谱的识别。

3. 操作前水平测试。

（1）如何运用红外光谱进行鉴别？

（2）红外分光光度法的样品制备方法有哪些？如何制备压制片？

4. 空白片及试样片的制备。

（1）空白片的制备　取预先在110℃烘干48小时以上，并保存在干燥器内的溴化钾粉末150mg左右，置于洁净的玛瑙研钵中，研磨成均匀粉末（以上操作应在红外干燥灯下进行，以使溴化钾粉末保持干燥）。然后安装压模，准备压片。

（2）KBr压片模具介绍　如图5-2所示。

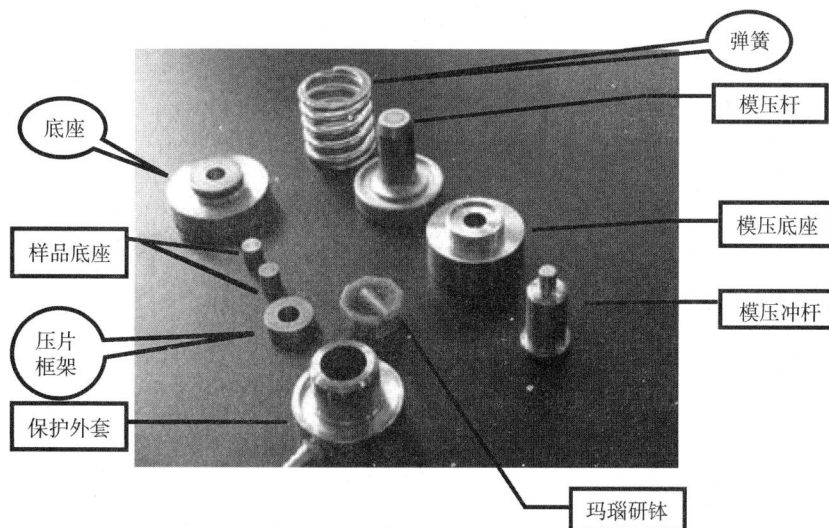

图5-2　压片模具图

（3）在底座上先放一个样品底座（硅碳钢圆柱，光滑干净面向上），再将压片框架平稳地套在样品底座露出部分上。

（4）将充分研磨的KBr粉末倒入样品框架中，注意尽量不要散落到侧壁上，用药匙柄将药品铺平后放上第二个样品底座，此时光滑面向下套上保护外套，放上弹簧，最后插入模压杆。

（5）用手掌按紧模压杆，放在FW-4型压片机工作台上，使用前摇动压油手柄十几次，顺时针旋紧放油阀，手动拧紧压力丝杆手轮把模具顶住，摇动手柄（前后要到位）十余次，达到10MPa左右保持2~3分钟。

（6）逆时针慢慢松开放油阀，加压解除，压力表指针为"0"→旋松大丝杠，从压片机工作台上取出制片模具，将样品底座和样品框架一同取出，放到模压底座上，套上保护外套，插入模压冲杆。将整个装置再放到压片机工作台上轻压，听到"铛"的响声即停。

（7）旋松压力丝杆手轮，再小心地取下制片模具，取下模压冲杆、保护外套、样品底座和样品框架，此时压好的片就留在另一样品底座的光面上，用镊子小心地将此片装于固体样品架上，并保存在干燥器内。

（8）注意事项 ①FW-4型有一极限压力，超过此极限容易损坏机器，请不要随意加压，使用中不得超过极限压力。②使用时如感觉压油手柄有压力，而压力表读数为0，请立即旋松油阀，检查压力表是否损坏。③新机器放置一段时间后，在使用前旋紧放油阀，加压至15MPa，再旋松放油阀即可。如此反复几次，即可正常使用。

（9）样品片的制备 同样取预先在110℃烘干48小时以上，并保存在干燥器内的溴化钾粉末150mg左右，置于洁净的玛瑙研钵中，加入2~3mg的苯甲酸样品，同上操作研磨成均匀粉末，压片并保存在干燥器中。

（二）实训方案

1. **实训形式** 6~10人一组，制备空白片和样品片，红外光谱测定等操作在老师指导下由学生个人独立完成。

2. **实训程序** 见图5-3。

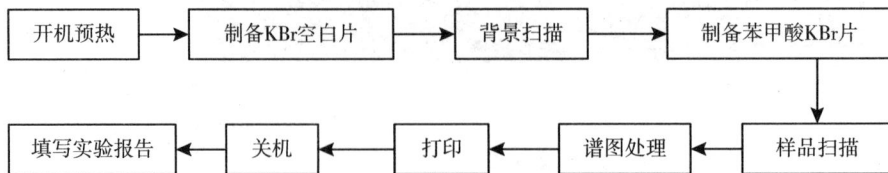

```
开机预热 → 制备KBr空白片 → 背景扫描 → 制备苯甲酸KBr片
                                              ↓
填写实验报告 ← 关机 ← 打印 ← 谱图处理 ← 样品扫描
```

图5-3 实训程序流程图

3. **实训时间安排** 见表5-2。

表5-2　实训时间安排

实训内容	实训时间/（min）	说明
样品及KBr处理	48小时（不计入）	教师负责
试剂准备	10	由实训教师准备，学生应在实训前检查核对，若有缺失应及时报告教师补齐
检查红外分光光度计并调试	10	
压片	30	
样品扫描及图谱处理	30	
卫生	10	按规定的方法合理交叉进行
合计	90	

（三）学生实训

1. **实验仪器**　FTIR-8400S型红外分光光度计、FW-4型压片机、玛瑙研钵、药匙、红外干燥灯、干燥器。

2. **试剂试药**　苯甲酸、溴化钾（光谱纯）、乙醇。

3. **操作步骤**

（1）检查设备　检查红外分光光度计与计算机的连接情况。

（2）启动系统　打开红外分光光度计电源。打开计算机电源，出现Windows界面。双击图标IRSolution，进入IRsolution工作站。

（3）参数设置及文件命名　同前（实训四）

（4）制备空白片及试样片　略。

（5）样品测试　把空白片样品架置于样品池中，点击窗口中的BEG键（背景按钮），开始背景测量，扫描结束后打开样品室盖，取出空白片再插入样品，盖好样品室盖。回到测定项下，点击样品按钮开始样品扫描。扫描完毕后，将自动按照选择的路径和输入的文件名存盘。（每次扫描样品前先要扫描背景）

（6）谱图处理　同前（实训四），并标示峰位及相对强度。如果测量光谱的基线倾斜，可使用"基线校正"来校正弯曲的基线。当有多个光谱在视图模式显示时，激活要校正的光谱视图。然后选择"处理1"项下的"基线校正"命令，在二级菜单中显示三种基线校正的类型"零""3点""多点"。选择校正需要的方式进行校正。

（7）关机　关闭FTIR-8400S窗口。从File主菜单中选择Exit退出程序。从屏幕左下角的开始菜单中选择关机，出现安全关机提示。关闭计算机电源。关闭红外分光光度计电源。

4. 实验记录及数据处理

（1）记录实验条件。

仪器型号：　　　　　温度：　　℃　　　　　湿度：　　%

（2）在苯甲酸吸收光谱图上，标出各特征吸收峰的波数。

（3）将测得的苯甲酸吸收光谱图与标准的苯甲酸谱图对比，如果两张图谱上的各特征吸收峰位置及其相对强度一致，则可认为该试样是苯甲酸。

四、讨论

1. 压片法对KBr有哪些要求？

2. 压片法对制得的晶片有何要求？

3. 片压好后，能用手拿压好的薄片吗？为什么？

4. 压好的溴化钾片，为什么要放在干燥器中？

五、思考题

1. 如何用红外吸收光谱进行定性鉴别？

2. 红外光谱实验室对温度和相对湿度有什么要求？

实训六　有机染料的柱色谱分离

一、实训目的

掌握柱色谱的基本操作步骤。了解茨维特经典吸附柱层析的原理。

二、实训资料

采用干法装柱将硅胶装入色谱柱中，将混合有机染料溶液采用干法上样，用95%乙醇为洗脱剂进行洗脱，用烧杯分别收集不同颜色的流出液。

三、实训过程

技师引领或媒体播放。

（一）必备知识

1. 柱色谱法的理论知识。

2. 柱色谱的基本操作步骤：装柱、加样、洗脱、收集。

3. 操作前水平测试。

（1）柱色谱法的常用的吸附剂有哪些？原理是什么？

（2）柱色谱法的操作步骤有哪些？

（3）装柱、加样、洗脱过程中有哪些注意事项？

（4）装柱和加样分别有几种方法？

（二）实训方案

1. **实训形式**　根据任务将全班人数分成16组，每组实行组长负责制，组长写出任务分配方案，交老师审核同意即可实验操作。混合有机染料溶液老师已准备好。

2. **实训程序**　见图6-1。

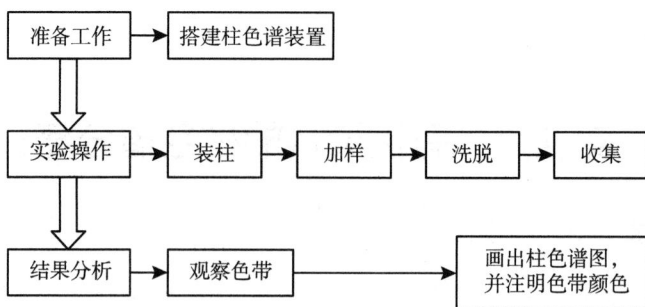

图6-1　实训程序流程图

3. **实训时间安排**　见表6-1。

表6-1　实训时间安排

实训内容	实训时间/（min）	说明
准备工作	10	
装柱	10	
加样	10	混合有机染料溶液已配好
洗脱、收集	40	
结果分析	10	
卫生	10	按规定的方法合理交叉进行
合计	90	

（三）学生实训

1. **实验仪器及材料**　玻璃层析柱（1cm×20cm）、漏斗、玻棒、烧杯、量筒、玻璃珠、小药勺、脱脂棉花。

2. **试剂试药**　硅胶（200~300目）、95%乙醇、混合有机染料溶液（称取罗丹明B、二甲基黄各40mg，溶于100ml 95%乙醇中，摇匀即得）。

3. **实验操作**

（1）装柱　取层析柱一支，下端填塞棉花，管内装硅胶约10cm高，装柱时要求填充均匀，松紧一致。通常在玻璃管上端放一个玻璃漏斗，使吸附剂经漏斗成一细流慢慢地加入管内，中间不应停顿，打开下端活塞，沿管壁缓缓加入95%乙醇，使吸附剂中空气全部排出，待柱内吸附剂全部湿润，且不再下沉为止。

（2）加样　采用干法加样。将混合有机染料溶液1ml与少量吸附剂在小烧杯中搅拌均匀，然后再将溶剂挥尽。用小药勺将样品均匀加入柱中，使样品在柱中的吸附剂上成一薄层（约2mm厚），上盖以少量脱脂棉或滤纸一张，再压以数粒玻璃珠，以防滤纸在洗脱时翻动。

（3）洗脱　用95%乙醇为洗脱剂进行洗脱。在洗脱时，要持续不断地加入洗脱剂，保持洗脱剂在滤纸上有一定高度的液面。

（4）收集　用烧杯分别收集不同颜色的流出液。

4. 实验记录及数据处理　画出分离后的柱色谱图并标明色带颜色。

四、讨论

1. 采用干法装柱有哪些注意事项？
2. 采用干法加样有哪些注意事项？

五、思考题

1. 简述柱色谱法的原理。
2. 可否采用湿法装柱、湿法加样？有什么注意事项？
3. 如何进一步确定流出液的成分？

实训七　薄层色谱法鉴别维生素C注射液

一、实训目的

掌握薄层色谱的基本操作步骤。熟悉薄层色谱法的鉴别方法。

二、实训资料

以下内容摘自《中国药典》。

取维生素C注射液适量，用水稀释制成1ml中含维生素C 1mg的溶液，作为供试品溶液；另取维生素C对照品，加水溶解并稀释制成1ml中约含1mg的溶液，作为对照品溶液。照薄层色谱法试验，吸取上述两种溶液各2μl，分别点于同一硅胶GF_{254}薄层板上，以乙酸乙酯-乙醇-水（5：4：1）为展开剂，展开，取出，晾干，立即（1小时内）置紫外灯（254nm）下检视。供试品溶液所显主斑点的位置和颜色应与对照品溶液的主斑点相同。

三、实训过程

技师引领或媒体播放。

（一）必备知识

1. 薄层色谱法的理论知识。

2. 薄层色谱法的基本操作步骤：制板、点样、（饱和）展开、显色。

3. 操作前水平测试。

（1）薄层色谱法的常用吸附剂是什么？原理是什么？

（2）薄层色谱法的操作步骤有哪些？

（3）点样过程中有哪些注意事项？

（4）展开过程中有哪些注意事项？

（二）实训方案

1. **实训形式** 根据任务将全班人数分成8组，每组实行组长负责制，组长写出任务分配方案，交老师审核同意即可实验操作。薄层板已制好。

2. **实训程序** 见图7-1。

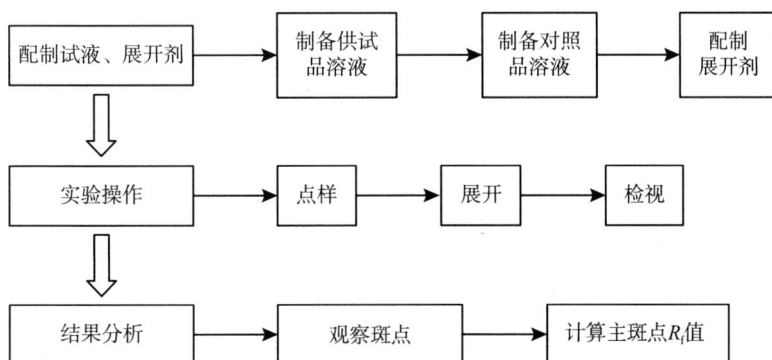

```
配制试液、展开剂 → 制备供试品溶液 → 制备对照品溶液 → 配制展开剂
       ↓
   实验操作 → 点样 → 展开 → 检视
       ↓
   结果分析 → 观察斑点 → 计算主斑点R_f值
```

图7-1 实训程序流程图

3. **实训时间安排** 见表7-1。

表7-1 实训时间安排

实训内容	实训时间/（min）	说明
供试品溶液的制备	10	
对照品溶液的制备	10	
点样	10	硅胶GF$_{254}$薄层板已制好
展开剂配制、展开	40	
检视、结果分析	10	
卫生	10	按规定的方法合理交叉进行
合计	90	

（三）学生实训

1. **实验仪器** 10cm×20cm双槽展开缸、GOODLOOK-1000型薄层色谱成像系统、10cm×20cm硅胶GF$_{254}$薄层板（青岛海洋）、点样毛细管、直尺、铅笔、具塞锥形瓶（50ml）、容量瓶（25ml、50ml）、刻度吸管（1ml、5ml）、洗耳球、洗瓶。

2. **试剂试药** 乙酸乙酯（分析纯，每瓶500ml）、95%乙醇（分析纯，每瓶500ml）、纯化水、维生素C注射液（规格：2ml∶0.5g）、维生素C对照品（中检所提供，每支100mg）。

3. 配制试液和展开剂

（1）供试品溶液的制备　精密吸取维生素C注射液1ml至50ml容量瓶，加水稀释至刻度，摇匀，再精密吸取稀释液5ml至25ml容量瓶，加水稀释至刻度，摇匀，贴标签备用。

（2）对照品溶液的制备　称取维生素C对照品约10mg，加水溶解并定容至10ml容量瓶，贴标签备用。

（3）展开剂的配制　分别精密吸取乙酸乙酯5ml、95%乙醇4ml和水1ml至具塞锥形瓶中，摇匀，贴标签备用。

4. 实验操作

（1）点样　采用毛细管接触式点样。点样前，先用铅笔在薄层板上距末端1cm处轻轻画一横线，然后用毛细管吸取样液在横线上轻轻点样，少量多次进行点样，以免点样斑点过大。一般斑点直径大于2mm，不宜超过5mm，底线距基线1~2.5cm，点间距离为1cm左右，样点与玻璃边缘距离至少1cm，为防止边缘效应，可将薄层板两边刮去1~2cm，再进行点样。

（2）展开　展开前先预饱和15分钟以上。薄层板点样后，应待溶剂挥发完，再放入展开缸中展开。展开应密闭，展距一般为8~15cm。薄层板放入展开缸时，展开剂不能没过点样原点。展完后，取出薄层板，立即用铅笔画出溶剂前沿线。

（3）检视　待展开剂挥干后，置紫外灯（254nm）下，观察斑点，用铅笔画出斑点位置。

5. 实验记录及数据处理

（1）在图7-2中画出薄层色谱图。

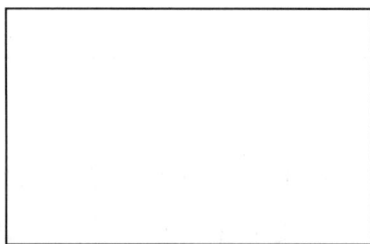

温度：　　　　　　湿度：

展开距离：

图7-2　画图

（2）计算主斑点的R_f值。

四、讨论

1. 怎样快速区分硅胶 G 板和硅胶 GF_{254} 板？

2. 配制展开剂为什么要使用移液管移取？

3. 薄层板放入展开缸时，展开剂不能没过点样原点，为什么？

五、思考题

1. 简述薄层色谱法的原理？

2. 怎样防止边缘效应的产生？

3. 影响斑点 R_f 值的因素有哪些？

4.《中国药典》均采用薄层色谱法鉴别维生素C注射液和片，通过查阅《中国药典》比较它们的异同？薄层色谱法鉴别维生素C片，如何制备供试品溶液？

实训八　纸色谱鉴别氨基酸

一、实训目的

掌握纸色谱鉴别氨基酸的方法。掌握纸色谱鉴别的基本操作。

二、实训资料

取待检氨基酸样品、亮氨酸对照品、丙氨酸对照品各适量，分别加水溶解并稀释制成每1ml中约含0.5mg的溶液作为供试品溶液与对照品溶液，照薄层色谱法试验，吸取上述三种溶液各5μl，分别点于同一硅胶G薄层板上，以正丁醇-冰醋酸-水（4∶1∶5）为展开剂，展开后晾干，喷以0.5%茚三酮的丙酮溶液，在80℃加热至斑点出现，立即检视。对比供试品溶液主斑点的位置和颜色与对照品溶液主斑点的位置和颜色的一致性。

三、实训过程

技师引领或媒体播放。

（一）必备知识

1. 操作前水平测试

（1）色谱分析方法是怎样的一种分析方法？色谱分析方法是如何实现物质分离的？

（2）如何计算比移值（R_f）？

2. 纸色谱法原理　纸色谱法操作见图8-1。纸色谱是以滤纸为载体，固定相是滤纸纤维上吸附的水分；流动相（通常称为展开剂）一般是指与水相混溶的有机溶剂，样品在固定相水与流动相展开剂之间不断分配。由于分配系数不同，不同氨基酸在滤纸上的位置不同。

氨基酸是无色的化合物，可与茚三酮反应产生颜色，因此，溶剂自滤纸挥发后，喷上茚三酮溶液后加热，可形成色斑而确定其位置。

物质被分离后在滤纸上的位置，可用比移值（R_f）来表示。比移值是指在滤纸上，从起始线至分离出的色斑点中心的距离（X）与起始线至溶剂前沿的距离（Y）的比值。比移值计算示意图见图8-2。

$$R_f = \frac{\text{起始线到斑点中心的距离}}{\text{原点到溶剂前沿的距离}} = \frac{X}{Y}$$

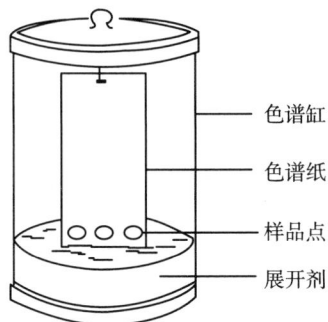

图8-1　纸色谱法操作图

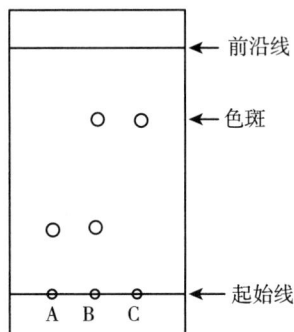

图8-2　比移值计算示意图

3. 注意事项

（1）吸样后的毛细管要垂直落在层析纸点样处，样点不能过大，样点大小要基本一致。

（2）展开剂液面不能高于起始线，即样点不要浸在展开剂中。

（3）点样毛细管不要混用，不要乱丢，用后随即放回原瓶。

（4）喷显色剂时，使层析纸湿润即可，切勿流淌，并迅速吹干。

（5）在层析纸制作、点样、显色、吹干及R_f值测定等操作过程中，手只能拿在最上端，以防被手沾污。

（二）实训方案

1. 实训形式　根据任务将全班人数分成4组，每组按老师要求完成一份试液的制备（展开剂、0.05%的丙氨酸溶液、0.05%的亮氨酸溶液、0.05%的待测氨基酸液），每组实行组长负责制，每份试液按全班人数计算试液制备量，组长核算后写出配制方案，交老师审核同意即可配制。显色剂0.5%茚三酮丙酮溶液由老师事先准备。

2. 实训程序　见图8-3。

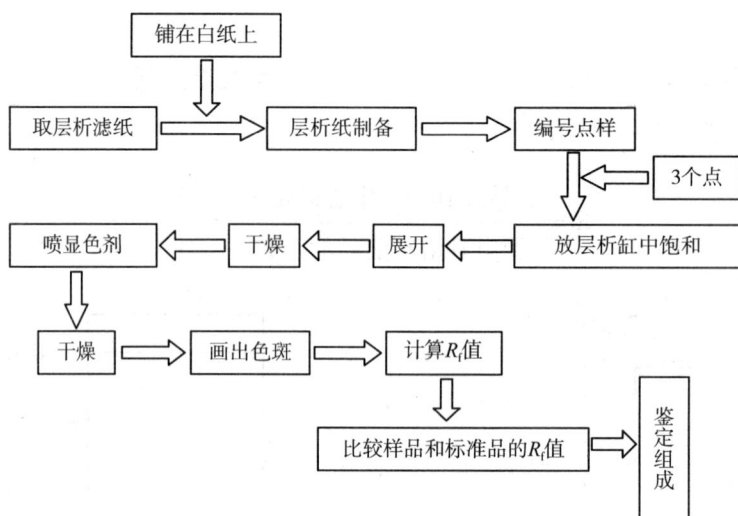

图8-3　实训程序流程图

3. 实训时间安排　见表8-1。

表8-1　实训时间安排

实训内容	实训时间/（min）	说明
仪器的准备与清洗	10	
试液、标准溶液的制备	10	
点样	10	请根据色谱滤纸规格规划设计点样
展开	30	
显色及测定比移值	10	正确操作喷雾器，描绘样点，完成比移值相关的测量，计算快速准确
计算比移值	10	能正确快速进行比移值计算
卫生	10	按规定的方法合理交叉进行
合计	90	

（三）学生实训

1. **实验仪器**　色谱缸、中速色谱滤纸（16cm×6cm）、大烧杯（1000ml）、小烧杯（50ml）、毛细管、托盘、针、白线、剪刀、塑料薄膜、喷雾器、电吹风、铅笔、直尺等。

2. **试剂试药**　正丁醇、冰醋酸、丙氨酸对照品、亮氨酸对照品、待测氨基酸1种、茚三酮、丙酮。

3. **试液制备**

（1）展开剂　将4体积正丁醇和1体积冰醋酸放入分液漏斗中，与5体积水混合，充分振荡，静置后分层，弃去下层水层。

（2）氨基酸水溶液　称取丙氨酸对照品、亮氨酸对照品各50mg，分别置100ml量瓶中，加水溶解并稀释至刻度，摇匀。取待测氨基酸50mg，置100ml量瓶中，加水溶解并稀释至刻度，摇匀。

（3）显色剂　0.5%茚三酮丙酮溶液。

4．操作步骤

（1）点样　取16cm×6cm的中速色谱滤纸在距离底边2cm处用铅笔划起始线，在起始线上分别点上对照品及样品溶液（样点间距1.5cm），点样直径控制在2~4mm，然后将其晾干。

（2）展开　向色谱缸中加25ml展开剂，盖上盖子约10分钟（使色谱缸内展开剂蒸气饱和），将点样后的滤纸悬挂在缸内，使滤纸底边浸入展开剂0.3~0.5cm，待溶剂前沿展开到合适部位（8~10cm），取出，划出前沿线。

（3）显色　将展开完毕的滤纸，用电吹风吹干，使展开剂挥发。然后，喷上0.5%的茚三酮溶液，再用电吹风热风吹干，即出现氨基酸的色斑。

（4）计算R_f值　分别计算丙氨酸、亮氨酸及样品溶液中各成分的R_f值。通常用相对比移值R_f表示物质相对距离。R_f值的大小与物质结构、展开剂系统、滤纸种类、温度、pH、时间等有关。在同样条件下，R_f值只与各物质的结构有关。因此，用R_f值来进行比较，就可以初步鉴别混合样品中的不同物质。

5．实验记录及数据处理　见表8-2。

表8-2　数据记录表

	亮氨酸	丙氨酸	待测氨基酸
起始线到色谱斑点中心的距离（X）			
起始线到溶剂前沿的距离（Y）			
比移值（R_f）			
判断待测氨基酸			

四、讨论

1．层析纸上的样品斑点浸在展开剂中是否可以？为什么？

2．悬挂层析纸为什么不能接触层析缸壁？

3．本实验原理是什么？

五、思考题

1. 测定 R_f 值的意义是什么？
2. R_f 值常受哪些因素的影响？

实训九 高效液相色谱仪色谱柱的性能考察及分离度测试

一、实训目的

掌握高效液相色谱仪的基本结构和工作原理。掌握高效液相色谱仪的操作方法。掌握理论塔板数、拖尾因子和分离度的计算方法。

二、实训资料

1. 供试品溶液的制备 取本品10片，除去包衣，精密称定，研细，取约50mg，精密称定，置带塞锥形瓶中，精密加入30%乙醇50ml，塞紧，称定重量，超声处理20分钟，放冷，再称定重量，用30%乙醇补足减失的重量，摇匀，滤过，取续滤液作为供试品溶液。

2. 色谱条件 流动相：甲醇–水（25∶75）；色谱柱：C_{18}柱；检测波长：250nm；流量：1ml/min；进样量：10μl。

3. 样品测定 精密吸取供试品溶液10μl，注入液相色谱仪，测定，即得。

三、实训过程

技师引领或媒体播放。

（一）必备知识

1. 高效液相色谱法的理论知识。

2. 高效液相色谱仪的基本结构和工作原理。

3. 操作前水平测试。

（1）高效液相色谱法的基本原理是什么？

（2）高效液相色谱仪主要由哪几部分组成？

（二）实训方案

1. 实训形式 根据任务将全班人数分成4组，每组实行组长负责制，组长写出任务分配方案，交老师审核同意即可实验操作。供试品溶液已制备好。

2. **实训程序** 见图9-1。

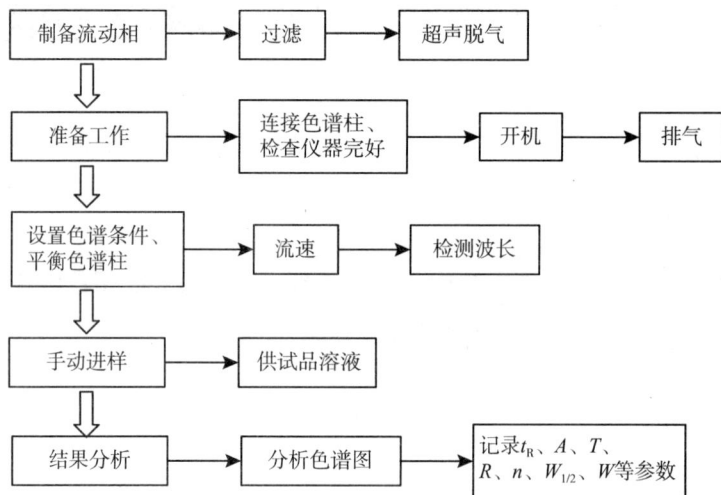

图9-1 实训程序流程图

3. **实训时间安排** 见表9-1。

表9-1 实训时间安排

实训内容	实训时间/（min）	说明
供试品溶液的制备	0	供试品溶液已制备好
流动相的制备	20	
样品测定	40	
结果分析	20	
卫生	10	按规定的方法合理交叉进行
合计	90	

（三）学生实训

1. **实验仪器** LC-10AVP plus高效液相色谱仪（紫外检测器）、色谱工作站、C_{18} 柱、微量注射器（平头）、过滤和脱气装置。

2. **试药试剂** 愈风宁心片、甲醇（色谱纯，500ml/瓶）、纯化水。

3. **实验操作**

（1）流动相配制 分别量取甲醇250ml、水750ml至烧杯中，混匀，用0.45μm微孔滤膜过滤，超声脱气处理，即得。

（2）连接色谱柱 注意色谱柱流向。

（3）设置色谱条件　检测波长：250nm；流量：1ml/min。

（4）进样　采用六通阀手动进样。

4. 实验记录及数据处理

（1）记录液相色谱图于图9-2。

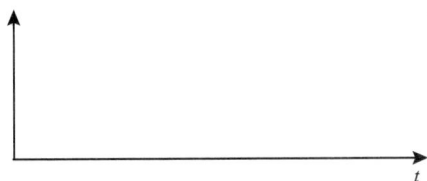

图9-2　液相色谱图

（2）记录主要色谱峰参数于表9-2。

表9-2　数据记录表

保留时间	峰面积	峰宽	半峰宽	理论塔板数	拖尾因子	分离度

四、讨论

1. 为什么作为高效液相色谱的流动相，使用前必须过滤、脱气？

2. 供试品溶液需要怎样过滤？

五、思考题

1. 画出高效液相色谱的结构示意图。

2. 高效液相色谱的检测器有哪些？并说出其优缺点。

3. 高效液相色谱峰的定性、定量、衡量柱效的参数分别是什么？

附：LC-10AVP plus 高效液相色谱仪软件的操作

方法设置

1. 打开液相色谱仪所有电源开关，打开色谱工作站。

2. 设置方法参数，如流速、检测波长、分析时间等，点击"文件"下"另存为"一个新的方法。

3. 点击"Download"传送参数，平衡色谱柱约30分钟。

4. 平衡后，点击界面上的"单次运行"，设置保存路径，点击"确定"。

5. 将进样器手柄转到Load位置，注入样品溶液，立即将手柄转到Inject位置。

6. 分析完样品后，点击"Stop"结束运行。

数据分析

1. 打开数据处理工作站。

2. 双击数据文件，查看色谱图。

3. 点击"Analyze"，设置峰宽、斜率、最小峰面积等参数。

4. 点击"Data Report"，进入报告界面。

5. 点击 ▦ 图标，在空白处拖动，双击表格，更改或添加理论塔板数、拖尾因子、分离度等参数。

实训十　愈风宁心片中葛根素的含量测定

一、实训目的

掌握高效液相色谱仪的操作方法；掌握外标法测定葛根素含量。

二、实训资料

愈风宁心片中葛根素含量测定（《中国药典》）

1. **对照品溶液的制备**　精密称取葛根素对照品10mg，置25ml量瓶中，加30%乙醇溶解并稀释至刻度，摇匀；精密量取2ml，置10ml量瓶中，加30%乙醇至刻度，摇匀，即得（每1ml含葛根素80μg）。

2. **供试品溶液的制备**　取本品10片，除去包衣，精密称定，研细，精密称取50mg，置带塞锥形瓶中，精密加入30%乙醇50ml，塞紧，称定重量，超声处理20分钟，放冷，再称定重量，用30%乙醇补足减失的重量，摇匀，滤过，取续滤液作为供试品溶液。

3. **测定**　分别精密吸取对照品溶液与供试品溶液各10μl，注入高效液相色谱仪，测定，计算，即得。本品每片含葛根以葛根素（$C_{21}H_{20}O_9$）计不得少于13.0mg。

三、实训过程

技师引领或媒体播放。

（一）必备知识

1. 操作前水平测试。

（1）简述高效液相色谱仪的构造、工作流程。高效液相色谱仪结构见图10-1。

（2）如何操作高效液相色谱仪？

2. 简要操作流程（详细操作见各厂家仪器使用说明书或视频介绍）。

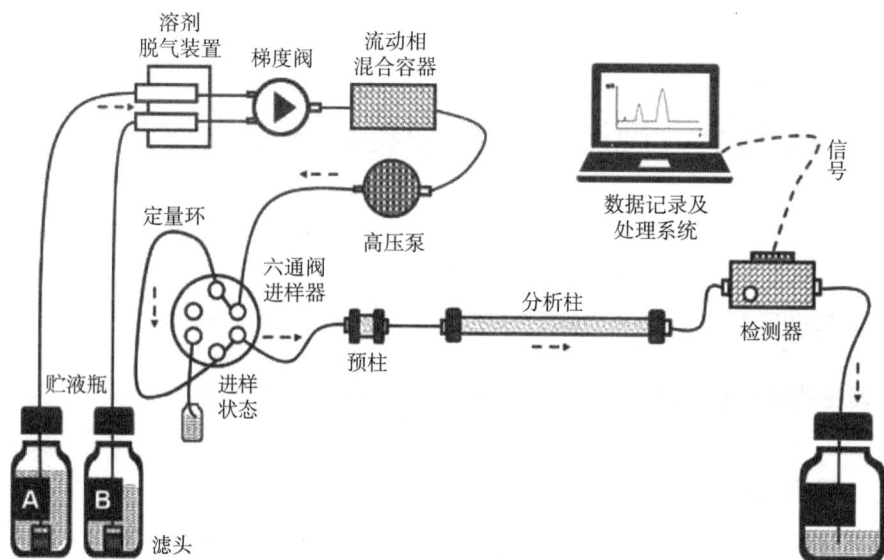

图10-1　高效液相色谱仪结构示意图

（1）打开电脑、高效液相色谱仪的电源开关（含高压泵、检测器、信号采集、转换装置等），待自检完毕并显示正常后，打开高效液相色谱工作站。

（2）更换贮液瓶中流动相，打开高压泵面板白色阀门，按"Purge"键置换管路中流动相及排除管路中可能存在的气泡（岛津LC-10Avp，其他仪器参考各自说明书）。

（3）根据样品的性质，在工作站中或仪器中输入分析参数，如流动相流速、检测波长、柱温、分析时间等，并保存为方法文件。

（4）检查设定的各项参数无误后，开始运行仪器，平衡色谱柱。

（5）查看基线和柱压，并在基线和柱压平稳后将基线调零。

（6）录入样品信息后，进样、采集图谱（单次运行或批处理）并进行数据处理。

（7）实验结束后，可先关闭检测器。分别更换90%水相、10%水相清洗管路和色谱柱各30分钟，并将色谱柱保存在纯甲醇中。（实验开始前也需用纯甲醇润洗色谱柱15分钟左右，再将流动相更换为分析所需，此项操作针对反相色谱柱）

（8）关闭高效液相色谱工作站，关闭高效液相色谱仪电源、电脑。

（二）实训方案

1. **实训形式**　根据任务将全班人数分成3组，每组实行组长负责制，组长写出任务分配方案，交老师审核同意即可进行实训。每组按老师要求完成一份供试品溶液的配制，对照品溶液由实训老师事先准备。

2. **实训程序**　见图10-2。

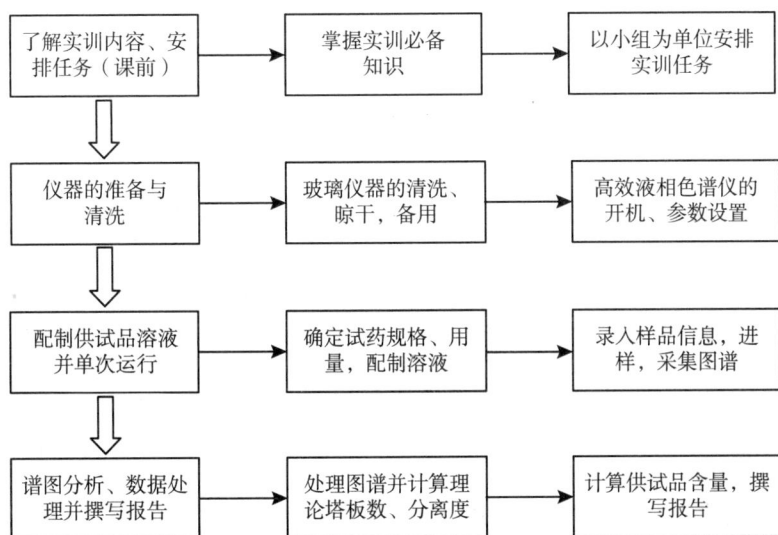

图 10-2　实训程序流程图

3. **实训时间安排**　见表10-1。

表 10-1　实训时间安排

实训内容	实训时间/（min）	说明
玻璃仪器的准备与清洗，色谱仪开机、更换流动相、设定参数、平衡色谱柱	45	
处理图谱并计算理论塔板数、分离度	10	"色谱条件与系统适用性试验"图谱采集由实训老师完成。此项与平衡色谱柱同时进行
配制供试品溶液	30	对照品溶液配制和图谱采集由实训老师完成，学生应在实训前检查核对，若有缺失应及时报告教师补齐。此项与平衡色谱柱同时进行
测定并计算供试品含量	50	
卫生	5	按规定的方法合理交叉进行
合计	100	

注：实训老师可根据学生人数、实训室仪器配置适当调整。

（三）学生实训

1. **实验仪器**　电子天平、超声仪、高效液相色谱仪、十八烷基硅烷键合硅胶填充柱（理论塔板数按葛根素计应不低于2000）、高效液相色谱进样针、25ml容量瓶1个、10ml容量瓶1个、带塞锥形瓶1个、50ml量筒1个、2ml移液管1支、漏斗1个、滤纸、液相进样瓶2个。

2. 试剂试药 纯化水、甲醇（色谱纯）、乙醇（分析纯）、愈风宁心片。

3. 开机、设置仪器参数 打开高压泵电源，用纯甲醇润洗色谱柱后更换管路中流动相为分析所需，并排除可能的气泡。

打开检测器电源，以及信号采集、转换装置电源，点击电脑桌面"LCsolution Lite"图标并选择"分析"进入色谱工作站界面，单击工作站界面左侧"参数设置"图标，如图10-3所示在相应方框设置停止时间、流速、检测波长、柱温等，并保存为方法文件（每次更改参数需点击"下载"图标保存）。

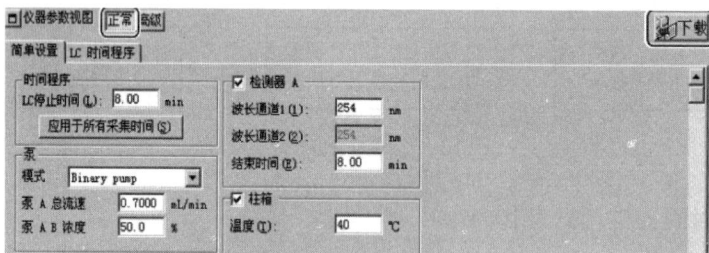

图10-3 仪器参数设置示意图（岛津LC-10Avp LCsolution Lite工作站）

4. 处理数据并计算理论塔板数（n）和分离度（R） 处理实训老师采集好的"色谱条件与系统适用性试验"图谱，获取葛根素各相关数据，如图10-4下方峰表（未显示可右击添加相关属性，如峰宽）。

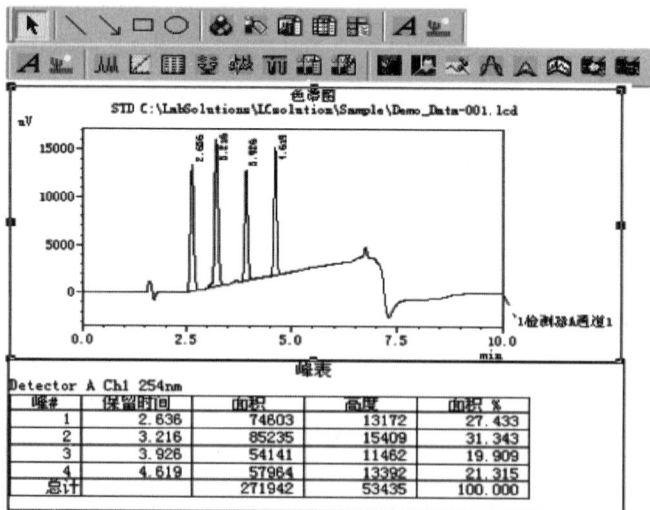

Detector A Ch1 254nm

峰#	保留时间	面积	高度	面积 %
1	2.636	74803	13172	27.433
2	3.216	85235	15409	31.343
3	3.926	54141	11462	19.909
4	4.619	57964	13392	21.315
总计		271942	53435	100.000

图10-4 高效液相色谱图处理结果（岛津LC-10Avp LCsolution Lite工作站）

5. 供试品溶液的配制，进样、采集图谱、处理图谱并计算供试品含量

（1）录入样品信息　见图10-5和图10-6。

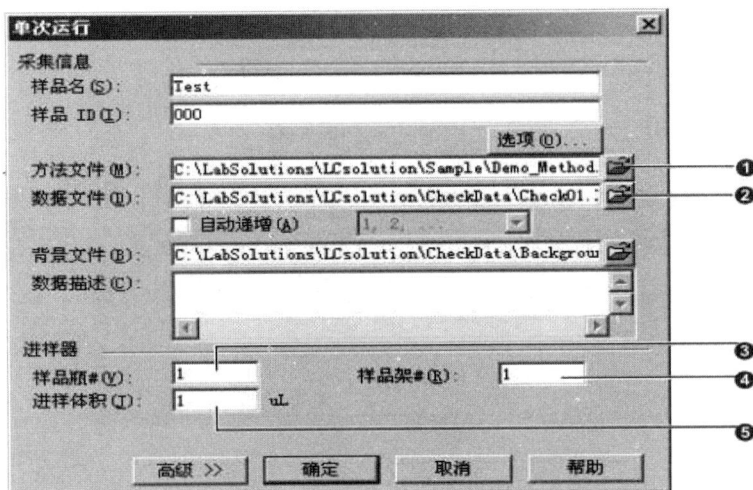

图10-5　样品注册窗口（岛津LC-10Avp LCsolution Lite工作站）

注：3、4和5用于自动进样器控制，不影响手动进样系统。

编号	描述
❶	指定用于分析的方法文件
❷	输入创建的数据文件的名称。 通常创建数据文件的位置是当前浏览的项目（显示在[数据管理器]中的文件夹）。如果要指定文件夹，单击 📂（浏览）按钮打开当前指定的目标文件夹。指定数据文件的文件夹和的名称
❸	输入自动进样器要注入样品的样品瓶号。 如果不注入任何样品，则输入"-1"
❹	输入自动进样器要注入样品的样品架编号
❺	指定注入的样品体积

图10-6　样品注册窗口说明（岛津LC-10Avp LCsolution Lite工作站）

（2）进样并采集数据　见图10-7。仪器状态显示"就绪"，基线、柱压平稳后调零，录入样品信息，用高效液相色谱进样针或自动进样器在六通阀装填状态（即Load状态，见图10-8左侧）注入规定体积样品，将六通阀转换至进样状态（即Inject状态，见图10-8右侧）并点击"开始"图标（若手动进样器六通阀后有信号转换线则不需点击"开始"图标，六通阀转换至开始进样状态后自动采集图谱；自动进样器则直接点击"开始"图标进样，六通阀会自动装换），采集样品图谱，此时仪器状态显示变为"运行"。

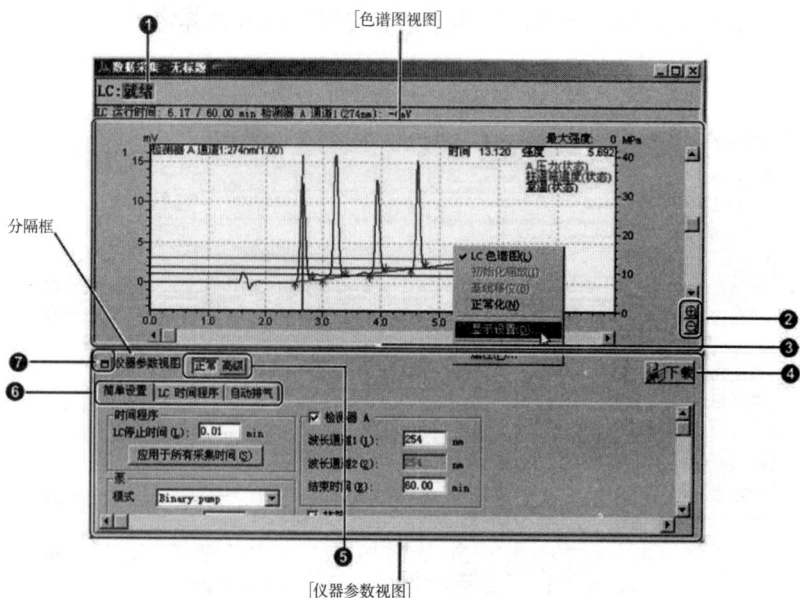

图10-7 样品图谱采集窗口（岛津LC-10Avp LCsolution Lite工作站）

编号	描述
❶	在本节中显示的内容是状态和在显示设置中指定的信息
❷	使用这些按钮增加或降低强度方向上的衰减
❸	使用滚动条查看以前绘图的一部分
❹	单击此按钮以将仪器参数设置发送到分析仪器
❺	可以在［正常］/［高级］模式之间切换
❻	在［系统配置］屏幕中记录的每个模块的参数设置显示在多个标签中。设置要用于数据采集时的仪器参数设置
❼	单击此按钮（更改大小按钮）在全屏幕和标准显示模式之间切换

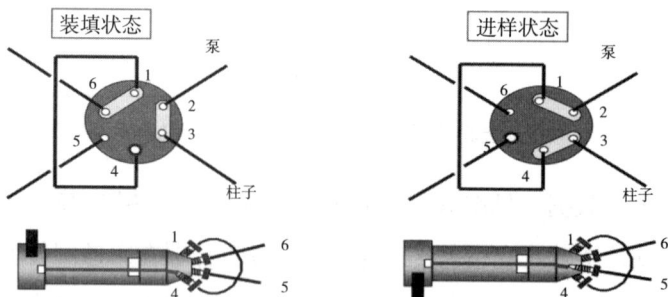

图10-8 六通阀工作示意图

（3）处理图谱　点击电脑桌面"LCsolution Lite"图标并选择"再解析"进入数据处理界面，按图10-9、图10-10设置分析参数积分；也可利用"手动积分"工具栏手动确定色谱峰积分的起点和终点，以使峰面积积分结果更为合理。峰面积处理结果见图10-4下方峰表所示。

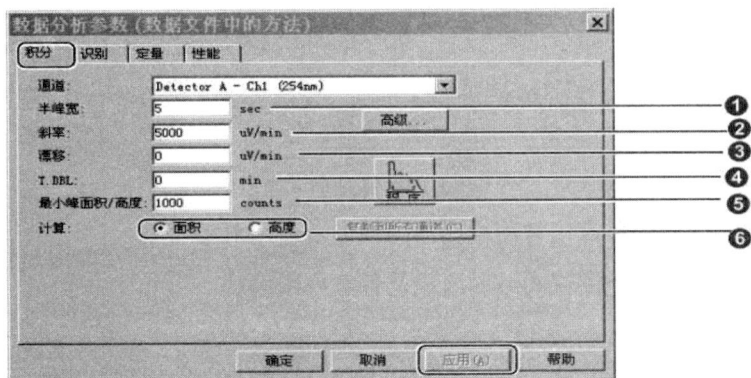

编号	描述
❶	输入要检测的最小半峰宽。 通过设置要检测的峰的最小半峰宽，可以排除噪音峰。半高峰宽等于或大于［宽度］值大约1/4的峰被识别为峰
❷	输入值以确定峰的起点和终点。还可以执行斜率测试，从数据中获取最佳斜率值。 色谱图斜率的绝对值为［斜率］值，位置是峰检测的起点和终点
❸	要分割两个或多个重叠峰时，输入［漂移］参数值，以调整基线设置
❹	一般地，在色谱图中，半峰宽随保留时间增加而变宽。［T.DBL］是自动更改［半峰宽］和［斜率］值的参数，用它可以检测保留时间较长的宽峰。在［T.DBL］中设置的时间之后，自动加倍［半峰宽］值并减少［斜率］值的1/2
❺	输入要检测的峰的最小面积或最小高度。 小于最小值的峰不是要检测的峰
❻	选择是按面积或是按高度指定峰的最小值

图10-9　数据分析参数设置及说明（岛津LC-10Avp LCsolution Lite工作站）

（4）计算供试品标示量含量

$$C_X = C_S \times A_X / A_S \tag{10-1}$$

式中，C_X为供试品溶液中待测成分的浓度；A_X为供试品溶液中待测成分峰面积（或峰高）；C_S为葛根素对照品的浓度；A_S为葛根素对照品的峰面积（或峰高）。

$$每片葛根素含量 = C_X \times V \times \overline{W} / m \tag{10-2}$$

式中，C_X为供试品溶液中待测成分的浓度；V为供试品溶液的体积；m为供试品的称样量；$\overline{W}$为平均片重。

将每片葛根素含量与规定值进行比较以判断是否符合标准，并作出结论。

五、实验讨论

1. 高效液相色谱法测定愈风宁心片中葛根素含量的原理是什么？

2. 外标法与内标法的区别及注意事项都有哪几项？

3. 高效液相色谱仪检测器的开关时间与高压泵有何不同，为什么？

六、思考题

1. 高效液相色谱法改善分离度的方法有几种？

2. 简述高效液相色谱仪常用检测器的种类及适用对象。

3. 简述高效液相色谱仪的结构组成及各部分用途。

实训十一　葡萄糖注射液的pH测定

一、实训目的

掌握葡萄糖注射液的pH测定方法。熟悉pH计的基本操作。能对照仪器说出其主要构造；能正确对仪器进行保养与维护。

二、实训资料

1. 5%葡萄糖溶液的制备　根据产品规格取供试品适量，按每100ml加饱和氯化钾溶液0.3ml后，用新沸过的冷水稀释制成5%葡萄糖溶液。平行制备三份样品溶液。

2. 试样测定　取试样溶液三份，测定其pH，取平均值，并计算出相对标准偏差。

三、实训过程

技师引领或媒体播放。

（一）必备知识

1. 操作前水平测试。

（1）pH计包括哪几种类型？

（2）pH计的基本结构包括哪几个部分？

（3）如何使用pH计？

2. PHS-3BW微机型精密酸度计（pH计）的使用方法。

（1）使用前准备工作　连接仪器各部件。

（2）开机　接通电源，仪器全屏显示，约2秒后自动关闭。按［ON］键，仪器开机，屏幕显示数值，仪器进入pH测量状态。

（3）设置温度　仪器校准或测量前都需要根据待测溶液的温度设置仪器温度数值。设置完毕，仪器根据设定的数值自动进行温度补偿。可选择使用手动温度设置或自动温度设置两种模式中的一种：①手动温度设置，用温度计测量待测溶液的温度值并记录，按［℃］键，再按［＜］或［＞］进行调节，直至所需数值。②自动温度设置，将温度传感器置入待测溶液中，按［ATC］键，屏幕ATC图标显示。仪器自动测量样品溶液温度并进行温度补偿。

（4）校准仪器　使用pH 6.86、pH 4.00标准缓冲溶液校准仪器。

①设置样品的温度值。②按［CAL］键，屏幕显示先使用pH 6.86标准缓冲溶液校准仪器，再使用pH 4.00标准缓冲溶液校准仪器。③清洗电极并用滤纸吸干电极上的水珠。④将电极置入pH 6.86的标准缓冲溶液中，搅拌数次。⑤再按［CAL］键，仪器开始校准pH 6.86数值，待校准数值稳定后，屏幕图标将出现HOLD字符，仪器显示设定温度值下的pH 6.86标准数值。⑥按［CAL］键开始校准pH 4.00标准缓冲溶液。⑦将电极从pH 6.86标准缓冲溶液中取出，用去离子水清洗并用滤纸吸干电极上的水珠。⑧将电极置入pH 4.00标准缓冲溶液中，搅拌数次。⑨待校准数值稳定后，屏幕图标将出现HOLD字符，仪器显示设定温度值下的pH 4.00标准数值。⑩按［CAL］键确认，仪器显示电极斜率并进入pH测量状态，校准完毕。

（5）测量pH　①设置仪器温度数值。②将电极在去离子水中洗净一下并用滤纸吸干电极上的水珠。③将电极置于待测样品中稍稍晃动，待数据稳定后读数，测量完毕。

3. 注意事项

（1）初次使用时，由于电极传感器比较干燥，可能影响仪器的测量精度，因此先将电极浸泡在3mol/L氯化钾溶液中2小时。

（2）标准缓冲溶液必须准确配制，否则将严重影响仪器的测量精度。

（3）不能使用配制时间较长或已变质的标准缓冲溶液进行校准。

（4）每次从一个溶液置入另一个溶液前，电极都需要在去离子水中清洗3次并用滤纸吸干电极上的水珠，保持电极探头的洁净。清洗方法：将电极测量头浸入去离子水中来回晃动数次或用洗瓶冲洗电极探头，再用滤纸吸干水珠。

（5）使用后的电极需放在电极保护液中保存。

（二）实训方案

1. 实训形式　根据任务将全班人数分成4组，每组按老师要求完成一份试液制备［邻苯二甲酸氢钾标准缓冲液（pH 4.00）、磷酸盐标准缓冲溶液（pH 6.86）、葡萄糖注射液、饱和氯化钾溶液的制备］，每组实行组长负责制，每份试液按全班人数计算试液制备量，组长核算后写出配制方案，交老师审核同意即可配制。3mol/L氯化钾溶液如有需要由老师事先准备。

2. **实训程序**　见图11-1。

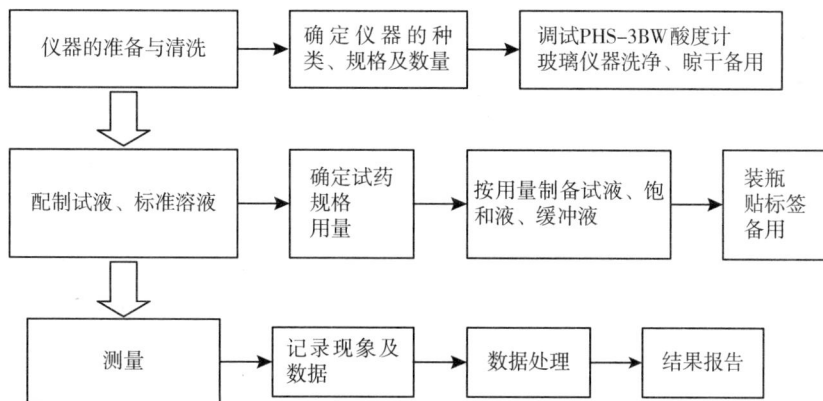

图11-1　实训程序流程图

3. **实训时间安排**　见表11-1。

表11-1　实训时间安排

实训内容	实训时间/（min）	说明
玻璃仪器的准备与清洗	10	
试液、标准缓冲溶液、样品溶液的制备	10	3mol/L氯化钾溶液如有需要由老师事先准备
检查并调试	10	
酸度计校正	10	
样品测定	20	
数据记录与处理	20	结果准确，处理数据快速、准确
卫生	10	按规定的方法合理交叉进行
合计	90	

（三）学生实训

1. **实验仪器**　PHS-3BW微机型精密酸度计、pH复合玻璃电极、塑料烧杯（50ml）、烧杯（250ml）、温度计、容量瓶（250ml）。

2. **试剂试药**　邻苯二甲酸氢钾标准缓冲液（pH 4.00）、磷酸盐标准缓冲溶液（pH 6.86）、葡萄糖注射液、氯化钾。

3. **试液制备**

（1）3mol/L氯化钾溶液的配制方法　称取223.65g氯化钾溶于1L去离子水中，将试剂完全溶解即为3mol/L氯化钾溶液。

（2）配制标准缓冲溶液 取出pH 4.00标准缓冲试剂（邻苯二甲酸氢钾），剪开封口，将试剂倒入250ml容量瓶中，加无CO_2去离子水适量，振摇使溶解，加无CO_2去离子水至刻度，摇匀，即得。pH 6.86（混合磷酸盐）缓冲液的配制方法同上所述。

（3）配制饱和氯化钾溶液 室温下，取一定体积的去离子水加入烧杯中，然后往其中加入氯化钾并不断搅拌直至有氯化钾固体残留在烧杯中不能再溶解为止，即制得饱和氯化钾溶液，备用。

4. 样品测定操作步骤

（1）接通PHS-3BW微机型精密酸度计的电源，预热20分钟。

（2）校正酸度计。

（3）测量 调节温度补偿键至温度与标准溶液温度一致（如果和标准缓冲液的温度相同，不调），将复合电极洗净擦干后，插入20~30ml测量溶液中，轻轻晃动测定液，使溶液均匀分布，待显示值稳定后，记录结果。每份重复测定3次。

5. 实验记录及数据处理 见表11-2。

表11-2 数据记录表

	第一份	第二份	第三份
pH			
平均值			
相对标准偏差			

四、讨论

1. 测定供试品时要将供试品的温度调节至与标准缓冲溶液的温度一致，为什么？

2. 相对标准偏差主要考察分析结果的准确性吗？

3. 本实验原理是什么？

五、思考题

1. 酸度计上温度调节键起何种作用？

2. 溶液温度变化时，pH变化的规律是什么？

实训十二　维生素E的含量测定

一、实训目的

掌握气相色谱仪的操作方法；掌握内标法加校正因子测定维生素E含量的方法。

二、实训资料

维生素E含量测定（《中国药典》）

1. **色谱条件与系统适用性试验**　用硅酮（OV-17）为固定液，涂布浓度为2%的填充柱，或用100%二甲基聚硅氧烷为固定液的毛细管柱；柱温为265℃。理论板数按维生素E峰计算不低于500（填充柱）或5000（毛细管柱），维生素E峰与内标物质峰的分离度应符合要求。

2. **校正因子的测定**　取正三十二烷适量，加正己烷溶解并稀释成每1ml中含1.0mg的溶液，作为内标溶液。另取维生素E对照品约20mg，精密称定，置棕色具塞瓶中，精密加内标溶液10ml，密塞，振摇使溶解，取1~3μl注入气相色谱仪，计算校正因子。

3. **测定法**　取本品约20mg，精密称定，置棕色具塞瓶中，精密加内标溶液10ml，密塞，振摇使溶解；取1~3μl注入气相色谱仪，记录色谱图，按内标法以峰面积计算，即得。含 $C_{31}H_{52}O_3$ 应为96.0%~102.0%。

三、实训过程

技师引领或媒体播放。

（一）必备知识

1. 操作前水平测试。

（1）简述气相色谱法的定义、原理。

（2）简述气相色谱仪的构造、工作流程，见图12-1。

（3）内标法，加校正因子的含量测定计算方法。

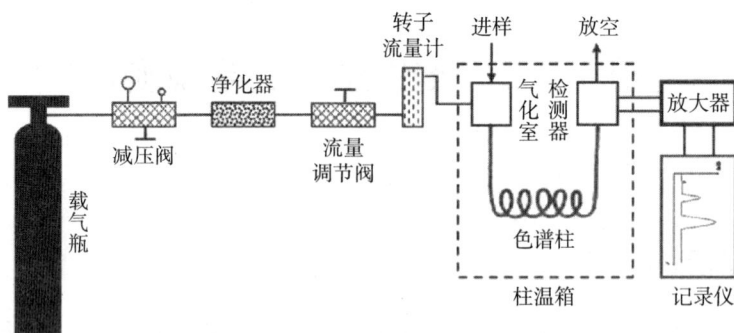

图12-1　气相色谱仪结构示意图

2. 简要操作流程（详细操作见各厂家仪器使用说明书或视频介绍）。

（1）检查仪器各部件是否正常，各部件是否安装并连接好，检查仪器的电源开关均应处于"关"的位置。确定色谱柱适合本次实训。

（2）打开载气（常用氮气）的气源阀门，调节表头上的减压阀，使载气流速控制在所需要的流速值。打开电脑、气相色谱仪的电源开关，待自检完毕并显示正常后，打开气相色谱工作站。

如果使用FID检测器，还需要将氢气和空气的气源打开，并点火。

（3）根据样品的性质，在工作站中或仪器中输入分析参数，如气化室温度、检测器温度、柱温、分析时间等，并保存为方法文件。

（4）检查设定的各项参数无误后，开始运行仪器。

（5）待各项参数均达到预设值时，查看基线并在基线平稳后调零。

（6）录入样品信息后，进样、采集图谱（单次运行或批处理）并进行数据处理。

（7）实验结束后，先关闭加热装置（如果使用FID检测器，则首先应该关闭氢气阀），当仪器的主要加热元件（如进样口、色谱柱、检测器等）降到室温方可关掉载气。

（8）关闭气相色谱工作站，关闭气相色谱仪电源、电脑。

（二）实训方案

1. **实训形式**　根据任务将全班人数分成3组，每组实行组长负责制，组长写出任务分配方案，交老师审核同意即可进行实训。每组按老师要求完成一份供试品溶液的配制，内标溶液由实训老师事先准备。

2. 实训程序 见图12-2。

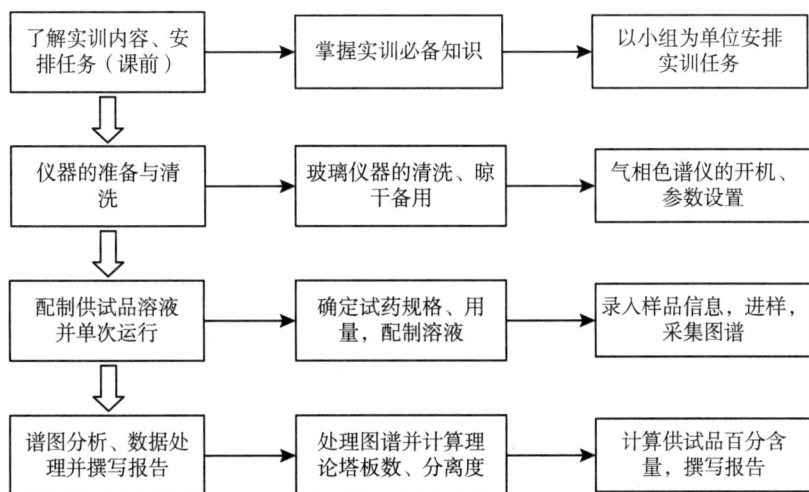

```
┌──────────────┐      ┌──────────────┐      ┌──────────────┐
│了解实训内容、安│ ───→ │掌握实训必备知识│ ───→ │以小组为单位安排│
│排任务（课前） │      │              │      │实训任务      │
└──────┬───────┘      └──────────────┘      └──────────────┘
       │
       ↓
┌──────────────┐      ┌──────────────┐      ┌──────────────┐
│仪器的准备与清 │ ───→ │玻璃仪器的清洗、晾│ ───→ │气相色谱仪的开机、│
│洗            │      │干备用        │      │参数设置      │
└──────┬───────┘      └──────────────┘      └──────────────┘
       │
       ↓
┌──────────────┐      ┌──────────────┐      ┌──────────────┐
│配制供试品溶液 │ ───→ │确定试药规格、用│ ───→ │录入样品信息，进样，│
│并单次运行    │      │量，配制溶液  │      │采集图谱      │
└──────┬───────┘      └──────────────┘      └──────────────┘
       │
       ↓
┌──────────────┐      ┌──────────────┐      ┌──────────────┐
│谱图分析、数据处│ ───→ │处理图谱并计算理│ ───→ │计算供试品百分含│
│理并撰写报告  │      │论塔板数、分离度│      │量，撰写报告  │
└──────────────┘      └──────────────┘      └──────────────┘
```

图12-2 实训程序流程图

3. 实训时间安排 见表12-1。

表12-1 实训时间安排

实训内容	实训时间/（min）	说明
玻璃仪器的准备与清洗，色谱仪开机、设定参数	10	
处理图谱并计算理论塔板数、分离度	10	"色谱条件与系统适用性试验"图谱采集由实训老师完成
处理图谱并计算校正因子	10	内标溶液配制和"校正因子测定"图谱采集由实训老师完成，学生应在实训前检查核对，若有缺失应及时报告教师补齐
配制供试品溶液	5	
测定并计算供试品百分含量	50	
卫生	5	按规定的方法合理交叉进行
合计	90	

注：实训老师可根据学生人数、实训室仪器配置适当调整。

（三）学生实训

1. 实验仪器 电子天平、气相色谱仪、硅酮（OV-17）填充柱或二甲基聚硅氧烷毛细管柱、气相色谱进样针、10ml棕色具塞瓶3个、50ml容量瓶1个、10ml移液管

1支。

2. **试剂试药** 正三十二烷（内标）、正己烷（色谱纯）、维生素E（原料药和对照品）。

3. **开机、设置仪器参数** 点击电脑桌面"实时分析"图标进入色谱工作站界面，单击工作站界面左侧"参数设置"图标，如图12-3所示在相应方框设置停止时间、延迟时间（开始记录采集信号的时间）等，并在"常规参数"下设置气化室温度、检测器温度、柱温等，并保存为方法文件。

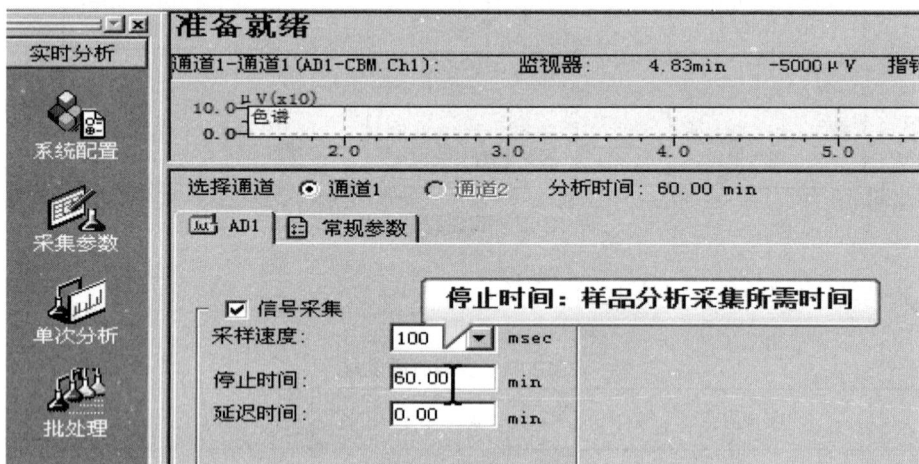

图12-3　仪器参数设置示意图（岛津GC2014C CS-Light工作站）

4. **处理数据并计算理论塔板数（n）和分离度（R）**

$$n = 16 \left(t_R / W \right)^2 \tag{12-1}$$

式中，t_R为维生素E色谱峰保留时间；W为维生素E色谱峰峰宽。

$$R = 2 \left(t_{R2} - t_{R1} \right) / \left(W_1 + W_2 \right) \tag{12-2}$$

式中，t_{R1}与t_{R2}分别为内标物质峰与维生素E峰的保留时间；W_1与W_2分别为内标物质峰与维生素E峰的峰宽。

处理实训老师采集好的"色谱条件与系统适用性试验"图谱，获取维生素E与内标物质峰各相关数据，见图12-4左下方结果栏（未显示可右击添加相关属性，如峰宽）。

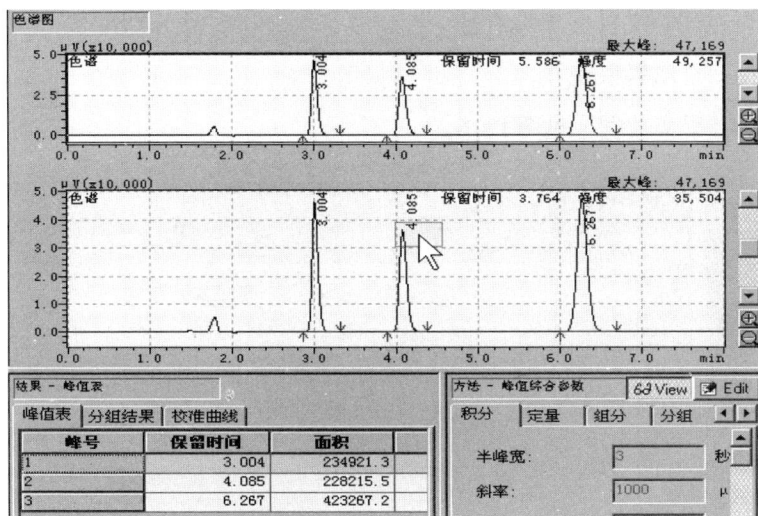

图12-4 气相色谱图谱处理结果（岛津GC2014C CS-Light工作站）

5. 处理数据并计算校正因子（ f ）

$$f = (A_S \times C_R) / (A_R \times C_S) \tag{12-3}$$

式中，A_S 为内标物质的峰面积（或峰高）；A_R 为对照品的峰面积（或峰高）；C_S 为内标物质的浓度；C_R 为对照品的浓度。

处理实训老师采集好的"校正因子测定"图谱，获取维生素E与内标物质峰面积数据，见图12-4左下方结果栏。

6. 供试品溶液的配制，进样、采集图谱、处理图谱并计算供试品百分含量

（1）录入样品信息 见图12-5。

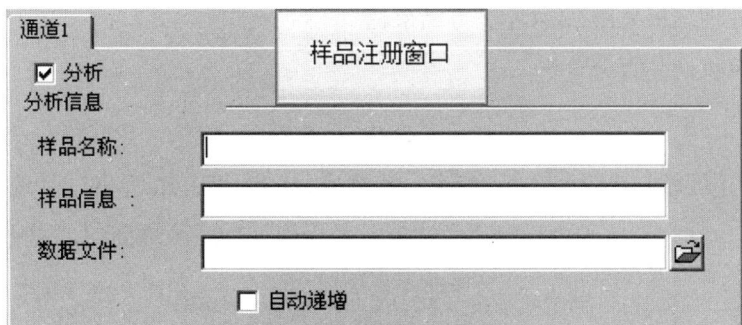

图12-5 样品注册窗口（岛津GC2014C CS-Light工作站）

在"样品名称"方框处填写待分析样品名，如"维生素E供试品溶液"；在"样品信息"方框处填写样品批号、来源等信息；在"数据文件"方框处填写数据文件名，即选择数据文件保存位置以便保存采集图谱和方便"再解析"处理图谱时查找相关图

谱，此文件名在同一文件夹下具有唯一性，故每次分析时需分别命名，或者选择"自动递增"复选框自动累积编号。

（2）进样并采集数据　见图12-6。

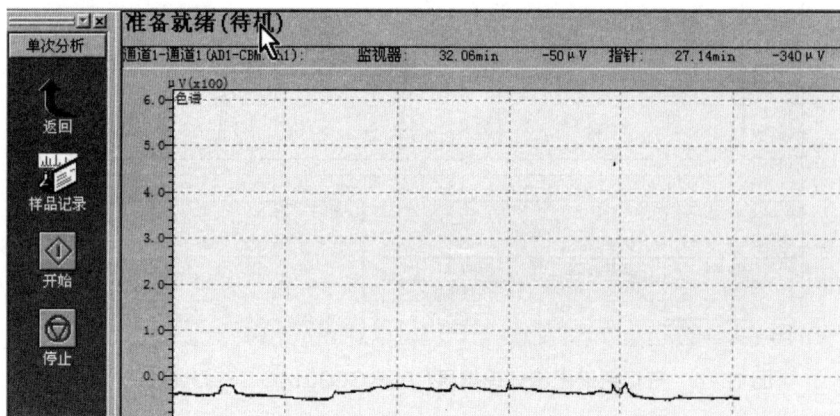

图12-6　样品图谱采集窗口（岛津GC2014C CS-Light工作站）

仪器状态显示"准备就绪（待机）"、基线平稳后调零，录入样品信息，用气相色谱进样针在进样口注入规定体积样品，点击"开始"图标，采集样品图谱，此时仪器状态显示变为"运行"。

（3）处理图谱　点击电脑桌面"再解析"图标进入图谱处理、数据分析界面，如图12-4右下方栏目所示。可设置"积分参数"以确定色谱峰积分的起点和终点；设定"最小峰面积"以确定自动积分的阈值，即色谱峰小于此面积则不积分；也可利用"手动积分"工具栏手动确定色谱峰积分的起点和终点，以使峰面积积分结果更为合理。峰面积处理结果见图12-4左下方结果栏。

（4）计算供试品百分含量

$$C_X = f \times C_S \times A_X / A_S \tag{12-4}$$

式中，f 为校正因子；C_X 为供试品溶液中待测成分的浓度；A_X 为供试品溶液中待测成分峰面积（或峰高）；C_S 为内标物质的浓度；A_S 为内标物质的峰面积（或峰高）。

$$维生素E含量\% = C_X \times V / m \times 100\% \tag{12-5}$$

式中，C_X 为供试品溶液中待测成分的浓度；V 为供试品溶液的体积；m 为供试品的称样量。

将维生素E百分含量与规定值进行比较以判断是否符合标准，并作出结论。

四、实验讨论

1. 气相色谱法测定维生素E的原理是什么?

2. 气相色谱法测定维生素E含量时为什么使用内标法?

3. 气相色谱仪的开关机顺序有何不同,为什么?

五、思考题

1. 试述气相色谱法的特点及分析使用范围。

2. 简述气相色谱仪的结构组成及各部分用途。

实训考核一 紫外－可见分光光度法测定药物的含量

1. **项目内容** 根据《中国药典》要求，用紫外－可见分光光度法测定盐酸氯丙嗪片的含量或测定维生素B_1注射液的含量。要求学生按照操作规范独立完成，并体现良好的职业精神与职业素养。

2. **考试要求**

（1）技能要求 熟练使用电子天平准确称取药物或使用刻度吸管准确移取注射液，将其配成溶液并对其进行过滤、移液操作；使用紫外－可见分光光度计测定供试品溶液的吸光度；正确进行数据处理，将其结果与药典标准比较。

（2）操作规范及职业素养要求 符合药品检验工作规范，爱护检测仪器。工作服穿着规范，不披发、化妆和佩戴首饰，双手洁净；测定前能做好仪器、药品清点；测定时操作规范，严谨细致，确保测定结果准确；最后按要求将仪器、药品复位并清场。

（3）考核方式 随机抽取项目中试题进行测试，被测学生在规定时间内独立完成测试任务。

（4）测试时间 40分钟。

附:《中国药典》标准

1. 盐酸氯丙嗪片

【含量测定】避光操作。取本品10片，除去包衣后，精密称定，研细，精密称取细粉适量（约相当于盐酸氯丙嗪10mg），置100ml量瓶中，加溶剂［盐酸溶液（9→1000）］70ml，振摇使盐酸氯丙嗪溶解，用溶剂稀释至刻度，摇匀，滤过；精密量取续滤液5ml，置100ml量瓶中，用溶剂稀释至刻度，摇匀，照紫外－可见分光光度法，在254nm的波长处测定吸光度，按$C_{17}H_{19}ClN_2S \cdot HCl$的吸收系数（$E_{1cm}^{1\%}$）为915计算，即得。《中国药典》规定本品含盐酸氯丙嗪（$C_{17}H_{19}ClN_2S \cdot HCl$）应为标示量的93.0%~107.0%。

2. 维生素B_1注射液

【含量测定】精密量取本品适量（约相当于维生素B_1 50mg），置200ml量瓶中，用水稀释至刻度，摇匀，精密量取5ml，置100ml量瓶中，用盐酸溶液（9→1000）稀释至刻度，摇匀，照紫外－可见分光光度法，在246nm的波长处测定吸光度，按 $C_{12}H_{17}ClN_4OS \cdot HCl$ 的吸收系数（$E_{1cm}^{1\%}$）为421计算，即得。《中国药典》规定本品含维生素 B_1（$C_{12}H_{17}ClN_4OS \cdot HCl$）应为标示量的93.0%~107.0%。

附：考核评价标准

表1　紫外－可见分光光度法测定盐酸氯丙嗪片的含量评价标准

评价内容		配分	考核点	备注
职业素养与操作规范（20分）		5	工作服穿着规范，双手洁净，不染指甲，不留长指甲，不披发	违反考场纪律，不听劝告，影响恶劣，本大项记0分
		5	清查给定的药品、试剂、仪器、药典、检验报告单	
		5	爱护仪器，不浪费药品、试剂，及时记录实验数据	
		5	检测完毕后按要求将仪器、药品、试剂等清理复位	
作品（80分）	测定操作	3	清洗容量仪器	违反操作过程，造成仪器严重损坏者，或篡改实验，本大项记0分
		5	取样、称量	
		3	溶解	
		4	定容	
		3	过滤	
		6	移液、稀释	
		4	选择光源与吸收池	
		2	设定波长参数	
		6	使用吸收池	
		3	空白校正	
		3	测量供试品溶液	
		3	读取数据	
		5	操作连贯	
	测定结果	6	代入公式	
		9	结果计算	
		5	测定结果与药典标准比较	
		10	准确度（与规定的标示量范围比较）	

表2　紫外–可见分光光度法测定维生素B_1注射液的含量评价标准

评价内容		配分	考核点	备注
职业素养与操作规范（20分）		5	工作服穿着规范，双手洁净，不染指甲，不留长指甲，不披发	违反考场纪律，不听劝告，影响恶劣，本大项记0分
		5	清查给定的药品、试剂、仪器、药典、检验报告单	
		5	爱护仪器，不浪费药品、试剂，及时记录实验数据	
		5	检测完毕后按要求将仪器、药品、试剂等清理复位	
作品（80分）	测定操作	3	清洗容量仪器	违反操作过程，造成仪器严重损坏者，或篡改实验，本大项记0分
		5	安剖瓶切割、取样	
		3	转移	
		3	稀释	
		3	定容	
		3	二次取样	
		4	稀释、定容	
		4	选择光源与吸收池	
		2	设定波长参数	
		6	使用吸收池	
		3	空白校正	
		3	测量供试品溶液	
		3	读取数据	
		5	操作连贯	
	测定结果	6	代入公式	
		9	结果计算	
		5	测定结果与药典标准比较	
		10	准确度（与规定的标示量范围比较）	

实训考核二 色谱法测定药物的含量

1. **考核内容** 根据《中国药典》要求，用气相色谱法测定维生素E的含量或用高效液相色谱法测定氢化可的松的含量。要求学生按照操作规范独立完成，并体现良好的职业精神与职业素养。

2. **考试要求**

（1）技能要求 能熟练说出气相色谱仪/液相色谱仪基本组成、主要色谱柱类型及色谱图中峰高、峰宽的含义；熟练计算气/液相色谱图的分离度、理论塔板数；熟练用内标法、外标法计算药品含量。

（2）操作规范及职业素养要求 符合药品检验工作规范，爱护检测仪器。工作服穿着规范，不披发、化妆和佩戴首饰，双手洁净；测定前能做好仪器、药品清点；测定时操作规范，严谨细致，确保测定结果准确；最后按要求将仪器、药品复位并清场。

（3）考核方式 随机抽取项目中试题进行测试，被测学生在规定时间内独立完成测试任务。

（4）测试时间 40分钟。

附：药典标准

1. 维生素E

【含量测定】照气相色谱法（《中国药典》2020年版通则0521）测定。

色谱条件与系统适用性试验 用硅酮（OV-17）为固定液，涂布浓度为2%的填充柱，或用100%二甲基聚硅氧烷为固定液的毛细管柱；柱温为265℃。理论板数按维生素E峰计算不低于500（填充柱）或5000（毛细管柱），维生素E峰与内标物质峰的分离度应符合要求。

校正因子的测定 取正三十二烷适量，加正己烷溶解并稀释成每1ml中含1.0mg的溶液，作为内标溶液。另取维生素E对照品约20mg，精密称定，置棕色具塞瓶中，精密加内标溶液10ml，密塞，振摇使溶解，取1~3μl注入气相色谱仪，计算校正因子。

测定法 取本品约20mg，精密称定，置棕色具塞瓶中，精密加内标溶液10ml，密塞，振摇使溶解；取1~3μl注入气相色谱仪，测定，按内标法计算，即得。

2. 氢化可的松

【含量测定】照高效液相色谱法（《中国药典》2020年版通则0512）测定。

色谱条件与系统适用性试验 用十八烷基硅烷键合硅胶为填充剂；以乙腈–水（28：72）为流动相；检测波长为245nm。取氢化可的松与泼尼松龙，加甲醇溶解并稀释制成每1ml中约含5μg的溶液，取20μl注入液相色谱仪，记录色谱图，出峰顺序依次为泼尼松龙与氢化可的松，泼尼松龙峰与氢化可的松峰的分离度应符合要求。

测定法 取本品适量，精密称定，加甲醇溶解并定量稀释制成每1ml中约含0.1mg的溶液，精密量取20μl注入液相色谱仪，记录色谱图；另取氢化可的松对照品，同法测定。按外标法以峰面积计算，即得。

附：考核评价标准

表3　气相色谱法测定维生素E的含量评价标准

评价内容		配分	考核点	备注
职业素养与操作规范（20分）		5	工作服穿着规范，双手洁净，不染指甲，不留长指甲，不披发	违反考场纪律，不听劝告，影响恶劣，本大项记0分
		5	遵守考场纪律	
		5	回答问题沉着、冷静	
		5	答卷整洁、字迹工整	
作品（80分）	测定操作	10	回答基本组成	
		5	回答色谱柱类型	
		20	说明特征值每项	
		5	代入分离度公式	
		10	计算分离度	
		10	代入含量计算公式	
		15	计算含量	
		5	按时完成	

表4　高效液相色谱法测定氢化可的松的含量评价标准

评价内容		配分	考核点	备注
职业素养与操作规范（20分）		5	工作服穿着规范，双手洁净，不染指甲，不留长指甲，不披发	违反考场纪律，不听劝告，影响恶劣，本大项记0分
		5	遵守考场纪律	
		5	回答问题沉着、冷静	
		5	答卷整洁、字迹工整	
作品（80分）	测定操作	10	回答基本组成	
		5	回答色谱柱类型	
		20	标示特征值每项	
		5	代入理论塔板数公式	
		10	计算理论塔板数	
		10	代入含量计算公式	
		15	计算含量	
		5	按时完成	

习题集

练习一 紫外－可见分光光度法

一、填空

1. 紫外－可见光区是指波长为 _____nm 的电磁波，其中波长 _____nm 为紫外光区。

2. 摩尔吸光系数是指在一定波长时，物质的浓度为 _____、液层厚度为 _____ 时溶液的吸光度。

3. 百分吸光系数是指在一定波长时，物质的浓度为 _____、液层厚度为 _____ 时溶液的 _____。

4. 不同类型的分光光度计基本构造都是类似的，通常由光源、_____、_____、_____、显示系统和数据处理系统组成。

5. 当分子中的助色团与生色团相连时，使 $\pi \rightarrow \pi*$ 跃迁吸收带向 _____ 方向移动；同时吸收强度 _____。

6. 在紫外－可见分光光度法中，选择测定波长的原则主要是 _____ 和 _____。

7. 单色光是指 _____，复色光是指 _____，λ_{max}_____，λ_{min}_____。

二、名词解释

1. 摩尔吸光系数

2. 百分吸光系数

3. 生色团

4. 助色团

5. 红移

6. 蓝移

三、单项选择题

1. 精密度是指（   ）

A.测得的测量值与真值接近的程度

B.测得的一组测量值彼此符合的程度

C.表示该法测量的正确性

D.在各种正常试验条件下，对同一样品分析所得结果的准确程度

2. 下列操作中，不正确的是（　　　）

A.拿吸收池时用手捏住吸收池的毛面，切勿触及透光面

B.吸收池外壁的液体要用细而软的吸水纸吸干，不能用力擦拭，以保护透光面

C.在测定一系列溶液的吸光度时，按从稀到浓的顺序进行以减小误差

D.被测液要倒满吸收池，以保证光路完全通过溶液

3. 在符合比尔定律的溶液中，浓度为C时，透光率为T，若浓度增加一倍，则此溶液透光率的对数为（　　　）

A. $\lg T/2$　　　　　B. $\lg T$　　　　　C. $2\lg T$　　　　　D. $1/2\lg T$

4. 关于朗伯－比尔定律，说法错误的是（　　　）

A.朗伯－比尔定律的数学表达式为$A=KcL$

B.朗伯－比尔定律既适用于有色溶液也适用于无色溶液

C.朗伯－比尔定律既适用于单色光也适用于复合光

D.朗伯－比尔定律中的K为吸光系数，为一常数

5. 物质的吸光系数与（　　　）因素无关

A.跃迁概率　　　　B.物质结构　　　　C.测定波长　　　　D.溶液浓度

6. 某同学用紫外－可见分光度计测定样品含量，测定波长在264nm处，下列选择正确的是（　　　）

A.钨灯、玻璃吸收池　　　　　　　　B.钨灯、石英吸收池

C.氘灯、玻璃吸收池　　　　　　　　D.氘灯、石英吸收池

7. 在符合朗伯－比耳定律的范围内，有色物的浓度、最大吸收波长、吸光度三者的关系是（　　　）

A.增加，增加，增加　　　　　　　　B.减小，不变，减小

C.减小，增加，增加　　　　　　　　D.增加，不变，减小

8. 双波长分光光度计与单波长分光光度计的主要区别在于（　　　）

A.光源的种类　　　　　　　　B.检测器的个数

C.吸收池的个数　　　　　　　　D.单色器的个数

9. 符合朗伯－比耳定律的有色溶液稀释时，其最大吸收峰的波长位置（　　　）

A.向短波方向移动　　　　　　　　B.向长波方向移动

C.不移动，且吸光度值降低　　　　　D.不移动，且吸光度值升高

10. 双波长分光光度计的输出信号是（　　　）

A.样品吸收与参比吸收之差

B.样品吸收与参比吸收之比

C.样品在测定波长的吸收与参比波长的吸收之差

D.样品在测定波长的吸收与参比波长的吸收之比

11. 在紫外–可见分光光度法测定中，使用参比溶液的作用是（　　　）

A.调节仪器透光率的零点

B.吸收入射光中测定所需要的光波

C.调节入射光的光强度

D.消除试剂等非测定物质对入射光吸收的影响

12. 有色络合物的摩尔吸光系数，与下面因素中有关系的量是（　　　）

A.比色池厚度　　　　　　　　　　B.有色络合物浓度

C.吸收池材料　　　　　　　　　　D.入射光波长

13. 物质与电磁辐射相互作用后，产生紫外–可见吸收光谱，这是因为（　　　）

A.分子的振动　　　　　　　　　　B.分子的转动

C.原子核外层电子的跃迁　　　　　D.原子核内层电子的跃迁

14. 助色团对谱带的影响是使谱带（　　　）

A.波长变长　　　　　　　　　　　B.波长变短

C.波长不变　　　　　　　　　　　D.谱带蓝移

15. 在分光光度法中，运用朗伯–比耳定律进行定量分析应采用的入射光为（　　　）

A.白光　　　　　B.单色光　　　　　C.可见光　　　　　D.紫外光

16. 某有色溶液，当用1cm吸收池时，其透光率为T，若改用2cm吸收池，则透光率应为（　　　）

A.$2T$　　　　　B.$2\lg T$　　　　　C.$T^{1/2}$　　　　　D.T^2

17. 下列有机化合物紫外吸收波长（λ_{max}）最长的是（　　　）

A.C_2H_6　　　　　　　　　　　B.C_2H_4

C.$CH_2{=}CH{-}CH{=}CH_2$　　　　D.$CH_2{=}CH{-}CH{=}CH{-}CH{=}CH_2$

18. 在紫外吸收光谱曲线中，能用来定性的参数是（　　　）

A.最大吸收峰的吸光度　　　　　　B.最大吸收峰的波长

C.最大吸收峰处的摩尔吸光系数　　　　　D.最大吸收峰的波长及其摩尔吸光系数

19. 用异烟酸－吡唑啉酮光度法测定CN^-含量时，测得c浓度的透光率为T。当CN^-浓度由c变为$0.5c$时，在同样测量条件下的透光率应为（　　　）

A. $T^{1/2}$　　　　　　B. T^2　　　　　　C. T^3　　　　　　D. T^4

20. 用异烟酸－吡唑啉酮光度法测定CN^-含量时，测得c浓度的透光率为T。当CN^-浓度由c变为$1.5c$时，在同样测量条件下的透光率应为（　　　）

A. $T^{1/2}$　　　　　　B. T^2　　　　　　C. $T^{3/2}$　　　　　　D. $T^{1/3}$

21. 今有两种有色化合物M和N。已知其透光率关系为$\lg T_N - \lg T_M = 1$，那么其吸光度关系$A_N - A_M$为（　　　）

A. 1　　　　　　B. 2　　　　　　C. –2　　　　　　D. –1

四、多项选择题

1. 在药物分析中，精密度是表示该法的（　　　）

A.测量值与真值接近程度　　　　　　B.一组测量值彼此符合程度

C.正确性　　　　　　D.重现性

2. 某药物的摩尔吸光系数（ε）很大，则表明（　　　）

A.该药物溶液的浓度很大　　　　　　B.光通过该药物溶液的光程很长

C.该药物对某波长的光吸收很强　　　　　　D.测定该药物的灵敏度高

3. 为提高分光光度法测定的灵敏度可采用（　　　）

A.显色反应产物ε大的显色剂　　　　　　B.λ_{max}作测定波长

C.选择适当的参比液　　　　　　D.控制吸收池厚度及有色溶液浓度

4. 为提高分光光度法的准确度可采用（　　　）

A.显色反应产物ε大的显色剂　　　　　　B.λ_{max}作测定波长

C.选择适当的参比液　　　　　　D.控制吸收池厚度及有色溶液浓度

5. 分光光度法中，选用λ_{max}进行比色测定的原因是（　　　）

A.与被测溶液的pH有关

B.可随意选用参比溶液

C.浓度的微小变化能引起吸光度的较大变化，提高了测定的灵敏度

D.仪器读数的微小变化不会引起吸光度的较大变化，提高了测定的精密度

五、简答题

1. 试写出光吸收定律的数学表达式，并说明各符号的含义。

2. 引起偏离光吸收定律的因素有哪些？

3. 采用吸光系数法测定药物含量时，是否要对仪器进行核对和校正？

4. 紫外–可见分光光度法中选择测定波长的原则是什么？若某一种有色物质的吸收光谱如图1所示，你认为选择哪一种波长进行测定比较合适？说明理由。

5. 如何维护保养好分光光度计？

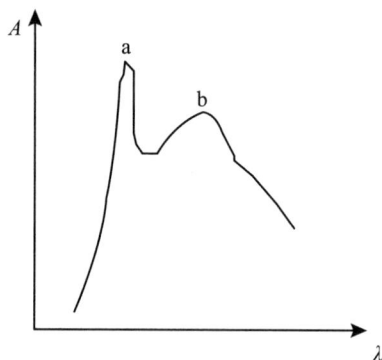

图1　某有色物质的吸收光谱

六、计算题

1. 取标示量为0.2g的乙酰唑胺（$C_4H_6N_4O_3S_2$）片10片，总重量为2.5640g，研细，精密称出片粉0.2804g，按《中国药典》方法制成1000ml溶液，摇匀，滤过，精密量取续滤液5ml，置一100ml容量瓶中，加1mol/L盐酸溶液10ml，并用水稀释至刻度，摇匀。照分光光度法在265nm波长处测定吸光度为0.544（按$C_4H_6N_4O_3S_2$的吸光系数$E_{1cm}^{1\%}$为474计算）则该供试品的标示百分含量为多少？

2. 将蛋白质溶液制成表1所示浓度的溶液，加碱性硫酸铜显色后，在540nm波长处测得吸光度如表1所示。

根据表1中的数据绘制标准曲线。另取未知蛋白质溶液，经同样操作测得吸光度为0.33，求该蛋白质的浓度。

表1 吸光度记录表

蛋白质溶液浓度/（g/L）	吸光度
0	0
0.2	0.14
0.4	0.24
0.6	0.41
0.8	0.55

3. 取某样品溶液稀释20倍后，照分光光度法在240nm波长处测定吸光度为0.5582，另取其对照品配制成8.0μg/ml的对照品溶液，同法测定吸光度为0.5884，求该样品溶液的浓度是多少？

4. 安络血的相对摩尔质量为236，将其配成100ml含安络血0.4300mg的溶液，盛于1cm吸收池中，在λ_{max}=355nm处测得A值为0.483，试求安络血的$E_{1cm}^{1\%}$和ε值。

5. 称取维生素C 0.0500g溶于100ml的5mol/L硫酸溶液中，准确量取此溶液2.00ml稀释至100ml，取此溶液于1cm吸收池中，在λ_{max}=245nm处测得A值为0.498。求样品中维生素C的百分质量分数。（$E_{1cm}^{1\%}$=560）

6. 精密称取试样0.0500g，用0.02mol/L HCl稀释，配制成250ml。准确吸取2.00ml，稀释至100ml，以0.02mol/L HCl为空白，在253nm处用1cm吸收池测得T=41.7%，其ε=12000，被测组分的分子质量为100.0，试计算$E_{1cm}^{1\%}$（253nm）和试样中被测组分的百分质量分数。（lg0.417=−0.380）

7. 精密称取维生素B_{12}对照品20.0mg，加水准确稀释至1000ml，将此溶液置厚度为1cm的吸收池中，在λ=361nm处测得A=0.414。另取维生素B_{12}的原料药，精密称取20.0mg，加水准确稀释至1000ml，同样条件下测得A=0.390，试计算维生素B_{12}原料药的百分质量分数。

8. 摩尔质量为125的某吸光物质的摩尔吸光系数ε=2.5×10^5，当溶液稀释20倍后，在1.0cm吸收池中测量的吸光度A=0.60，计算在稀释前，1L溶液中应准确溶入这种化合物多少克？

练习二　红外分光光度法

一、填空

1. 在中红外光区中，一般把4000~1250cm^{-1}区域叫作_____，而把1250~400cm^{-1}区域叫作_____。

2. 红外光谱吸收峰的位置由_____、_____内部因素和外部因素等决定。

3. 光栅型红外分光光度计主要由_____、_____、_____、_____、放大器及记录机械装置五部分组成。傅里叶变换红外分光光度计与光栅型红外分光光度计的主要区别在_____、_____。

4. 在红外光谱中浓度与吸光度服从_____。

5. 相关峰是_____。

6. 红外光谱吸收强度决定于分子振动时_____的变化。这种变化越大，谱带强度_____。

7. 在苯的红外吸收光谱图中

（1）3300~3000cm^{-1}处，由_____振动引起的吸收峰。

（2）1675~1400cm^{-1}处，由_____振动引起的吸收峰。

（3）1000~650cm^{-1}处，由_____振动引起的吸收峰。

8. 红外光区位于可见光区和微波光区之间，习惯上又可将其细分为_____、_____和_____三个光区。

9. 根据Frank-Condon原理，分子受到红外光激发时发生分子中_____能级的跃迁；同时必然伴随分子中_____能级的变化。

10. 红外光谱仪可分为_____型和_____型两种类型。

11. 不同波长的光具有不同的能量，波长越长，频率、波数越_____，能量越_____，反之，波长越短，能量越_____。

12. 在分子振动过程中，化学键或基团的_____不发生变化，就不吸收红外光。

13. 红外分光光度法固体样品的制样方法有_____、_____和_____等。

14. 红外分光光度法液体样品的制样方法有_____、_____和_____等。

15. 红外光谱法主要研究振动中有 _____ 变化的化合物。

二、名词解释

1. 指纹区

2. 特征区

3. 特征峰

4. 相关峰

三、单项选择题

1. 某种化合物，其红外光谱上3000~2800cm^{-1}，1460cm^{-1}，1375cm^{-1}和720cm^{-1}等处有主要吸收带，该化合物可能是（　　　）

A.烷烃　　　　　B.烯烃　　　　　C.炔烃　　　　　D.芳烃

2. 电磁辐射的微粒性表现在哪种性质上（　　　）

A.能量　　　　　B.频率　　　　　C.波长　　　　　D.波数

3. 某化合物在紫外光区204nm处有一弱吸收带，在红外特征区有如下吸收峰：3400cm^{-1}~2400cm^{-1}宽而强的吸收，1710cm^{-1}强吸收。则该化合物可能是（　　　）

A.醛　　　　　B.酮　　　　　C.羧酸　　　　　D.酯

4. 棱镜或光栅可作为（　　　）

A.滤光元件　　　　B.聚焦元件　　　　C.分光元件　　　　D.感光元件

5. 波长2.5μm，其对应的波数是（　　　）

A. 4000cm^{-1}　　　B. 400cm^{-1}　　　C. 200cm^{-1}　　　D. 2000cm^{-1}

6. 在红外光谱分析中，用KBr制作试样池，这是因为（　　　）

A. KBr 晶体在 4000~400cm^{-1} 范围内不会散射红外光

B. KBr 在 4000~400cm^{-1} 范围内有良好的红外光吸收特性

C. KBr 在 4000~400cm^{-1} 范围内无红外光吸收

D. 在 4000~400cm^{-1} 范围内，KBr 对红外无反射

7. 下列常用作红外分光光度计光源的是（　　　）

A.钨灯　　　　　B.汞灯　　　　　C.能斯特灯　　　　D.氘灯

8. 红外吸收光谱的产生是由于（　　　）

A.分子外层电子振动、转动能级的跃迁

B.分子外层电子的能级跃迁

C.原子外层电子振动、转动能级的跃迁

D.分子振动、转动能级的跃迁

9. 红外光谱法试样可以是（　　　　）

A.水溶液　　　　　　B.含游离水　　　　　C.含结晶水　　　　　D.不含水

10. 能与气相色谱仪联用的红外光谱仪为（　　　　）

A.色散型红外分光光度计　　　　　　　　B.双光束红外分光光度计

C.傅里叶变换红外分光光度计　　　　　　D.快扫描红外分光光度计

11. 一个含氧化合物的红外光谱图在3600~3200cm^{-1}有吸收峰，下列化合物最可能的是（　　　　）

A. CH_3—CHO　　　　　　　　　　　B. CH_3—CO—CH_3

C. CH_3—CHOH—CH_3　　　　　　　D. CH_3—O—CH_2—CH_3

12. 用红外吸收光谱法测定有机物结构时，试样应该是（　　　　）

A.单质　　　　　　B.纯物质　　　　　　C.混合物　　　　　　D.任何试样

13. 红外光谱法，试样状态可以是（　　　　）

A.气体状态　　　　　　　　　　　　　　B.固体状态

C.固体、液体状态　　　　　　　　　　　D.气体、液体、固体状态都可以

14. 红外光谱法中，以压片法制备固体样品时，常采用（　　　　）

A. $BaSO_4$压片法　　　B. KBr压片法　　　C. K_2SO_4压片法　　　D. $BaBr_2$压片法

四、多项选择题

1. 红外光谱是（　　　　）

A.分子光谱　　　　　B.原子光谱　　　　　C.吸收光谱　　　　　D.电子光谱

2. 下列关于红外光谱法正确的是（　　　　）

A.鉴定未知物的结构组成　　　　　　　　B.可用于已知物的定性分析或物相分析

C.可用于纯度检查　　　　　　　　　　　D.不能进行定量分析

3. 当用红外光激发分子振动能级跃迁时，化学键越强，则（　　　　）

A.吸收光子的能量越大　　　　　　　　　B.吸收光子的数目越多

C.吸收峰的频率越高　　　　　　　　　　D.吸收光子的波长越长

4. 下列关于红外光谱法正确的是（　　　　）

A.压片法是固体样品应用最广的制样方法

B.压片法制样应在红外灯下进行

C.用糊法制样时对液体介质折射率没有要求

D.吸光池保存时不必放在干燥器中

5. 关于红外分光光度计分辨率检查，下列正确的是（　　　）

A.用聚苯乙烯薄膜（厚度约为0.05mm）检查，要求在3110~2850cm^{-1}范围内应能清晰地分辨出7个峰

B.峰2851cm^{-1}与谷2870cm^{-1}之间的分辨深度不小于18%吸光度

C.峰1583cm^{-1}与谷1589cm^{-1}之间的分辨深度不小于12%透光率

D.用液体茚检查

五、判断题

1. 红外光谱不仅包括振动能级的跃迁，也包括转动能级的跃迁，故又称为振转光谱。（　　　）

2. 傅里叶变换红外光谱仪与色散型仪器不同，采用单光束分光元件。（　　　）

3. 确定某一化合物骨架结构的合理方法是红外光谱分析法。（　　　）

4. 红外光谱图中，不同化合物中相同基团的特征频率峰总是在特定波长范围内出现，故可以根据红外光谱图中的特征频率峰来确定化合物中该基团的存在。（　　　）

5. 红外光谱仪与紫外光谱仪在构造上的差别是检测器不同。（　　　）

6. 当分子受到红外光激发，其振动能级发生跃迁时，化学键越强吸收的光子数目越多。（　　　）

7. 酮、羧酸等的羰基（＞C＝O）的伸缩振动在红外光谱中的吸收峰位置相同。（　　　）

六、简答题

1. 试述 —OH、—NH$_2$、CH$_3$、CH$_2$和苯环骨架伸缩振动的频率范围。

2. 红外分光光度法中如何用对比法鉴别药物？

3. 录制红外光谱时最常用的试样制备技术是什么？如何操作？

4. 红外分光光度计对安装环境有何要求？

5. 目前最常用的两类红外分光光度计各是什么？各有何特点？

6. UV法与IR法的主要区别有哪些？

7. 红外分析对试样有什么要求?

8. 红外光谱定性分析的基本依据是什么? 简要叙述红外定性分析的过程。

9. 红外光谱产生的条件有哪些?

练习三　荧光分光光度法

一、判断题

1. 能发荧光的物质一般具有 $\pi-\pi$ 共轭体系的刚性结构。（　　）

2. 凡是会发出荧光的物质首先必须能吸收一定频率的光；凡能吸收光的物质不一定能发射荧光。因而荧光分析的应用不如 UV-Vis 法广泛。（　　）

3. 所谓"荧光猝灭"就是荧光完全消失。（　　）

4. 分子荧光分析法比紫外-可见分光光度法灵敏度高，检测限低2~4个数量级。（　　）

5. 荧光计与分光光度计的主要不同是光路设计不同。（　　）

6. 激发光谱是记录荧光强度对发射波长的关系曲线。（　　）

7. 任何荧光物质都具有两个特征光谱，即激发光谱和荧光光谱。（　　）

8. 荧光定量分析时无需用标准溶液校正仪器的灵敏度。（　　）

9. 物质荧光光谱是其真实光谱。（　　）

二、单项选择题

1. 在分子荧光测量中，要使荧光强度正比于荧光物质的浓度，必要的条件是（　　）

A.用高灵敏的检测器　　　　　　　　B.在最大的量子产率下测量

C.在稀溶液中测量　　　　　　　　　D.在最大的摩尔吸光系数下测量

2. 下列化合物关于荧光效率由强至弱正确的是（　　）

A.苯＞萘 ＞蒽　　　　　　　　　　B.萘＞苯＞蒽

C.蒽＞萘 ＞苯　　　　　　　　　　D.萘＞蒽＞ 苯

3. 试指出萘在下述哪一种溶剂中有最大的荧光（　　）

A.1-氯丙烷　　　　　　　　　　　　B.1-溴丙烷

C.1-碘丙烷　　　　　　　　　　　　D.1-碘丁烷

4. 苯胺的荧光强度与其pH有关，在下列哪种情况下荧光量子效率高（　　）

A. pH=3　　　　　　B. pH=5　　　　　　C. pH=10　　　　　　D. pH=13

5. 关于荧光分光光度法，下列不正确的是（　　）

A.灵敏度高　　　　　　　　　　B.选择性好

C.应用比紫外–可见分光光度法广泛　　D.样品用量少，适于痕量分析

6. 荧光量子效率是指（　　）

A.荧光强度与吸收光强度之比

B.发射荧光的量子数与吸收激发光的量子数之比

C.发射荧光的分子数与物质的总分子数之比

D.激发态的分子数与基态的分子数之比

7. 下面分析方法不属于发射光谱法的是（　　）

A.紫外–可见分光光度法　　　　　B.荧光分析法

C.磷光分析法　　　　　　　　　D.化学发光分析法

8. 为使荧光强度和荧光物质溶液的浓度成正比，必须使（　　）

A.激发光足够强　　　　　　　　B.吸光系数足够大

C.试液浓度足够稀　　　　　　　D.仪器灵敏度足够高

9. 荧光分光光度计常用的光源是（　　）

A.空心阴极灯　　　B.氙灯　　　　C.氘灯　　　　D.硅碳棒

三、多项选择题

1. 激发光波长和强度固定后，荧光强度与荧光波长的关系曲线称为（　　）

A.吸收光谱　　　　　　　　　　B.激发光谱

C.荧光光谱　　　　　　　　　　D.发射光谱

2. 下列关于分子荧光分析特点的叙述正确的是（　　）

A.检测灵敏度高　　　　　　　　B.用量大，分析时间长

C.用量少，操作简便　　　　　　D.选择性强

3. 下列说法正确的有（　　）

A.荧光波长一般比激发波长要长

B.分子刚性及共平面性越大，荧光效率越高

C.苯环上吸电子基团会增强荧光

D.苯环上给电子基团会增强荧光

4．下列关于环境对荧光影响的说法正确的有（　　　）

A.荧光强度一般会随温度升高而减弱

B.溶剂极性增加使荧光强度增加

C.溶剂黏度增加使荧光强度降低

D.溶液的pH对荧光强度没有影响

5．分子中有利于提高荧光效率的结构特征是（　　　）

A.双键数目较多　　　　　　　　　B.共轭双键数目较多

C.苯环上有给电子基团　　　　　　D.分子为平面刚性

6．可以改变荧光分析法灵敏度的措施是（　　　）

A.增强激发光源强度　　　　　　　B.降低溶剂极性

C.增加检测器的灵敏度　　　　　　D.升高测量温度

四、简答题

1．分子荧光是怎样产生的？

2．什么叫荧光？影响荧光的因素有哪些？

3．如何减少散射光对荧光测定的干扰？

4．下列各组化合物中，预测哪一种荧光量子效率高？为什么？

（1）

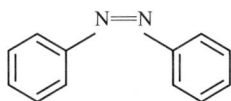
偶氮苯

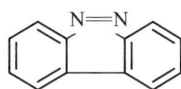
二氮杂菲

（2）

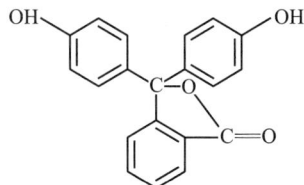
酚酞

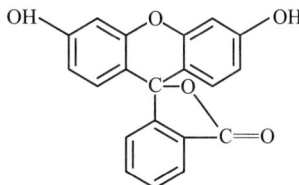
荧光素

5．试从仪器部件及光路结构两方面比较荧光分光光度计与紫外－可见分光光度计的异同。

6．简述荧光分光光度计的组成。

7. 物质分子能产生荧光必须具备哪些条件?

五、名词解释

1. 激发光谱
2. 发射光谱
3. 荧光效率
4. 荧光猝灭法

六、计算题

利血平片中利血平的含量测定（避光操作）

（1）对照品溶液的制备　精密称取利血平对照品10mg，置100ml棕色量瓶中，加三氯甲烷10ml溶解后，再用乙醇稀释至刻度，摇匀；精密量取2ml，置100ml棕色量瓶中，用乙醇稀释至刻度，摇匀，即得。

（2）供试品溶液的制备　取标示量为0.25mg利血平片20片，如为糖衣片应除去糖衣，精密称定，总重1.7580g。研细，精密称取0.2010g，置100ml棕色量瓶中，加热水10ml，摇匀后，加三氯甲烷10ml，振摇，用乙醇定量稀释至刻度，摇匀，滤过，精密量取续滤液4ml，用乙醇定量稀释成10ml。

（3）测定方法　精密量取供试品溶液与对照品溶液各5ml，分别置具塞试管中，加五氧化二钒试液2.0ml，激烈振摇后，在30℃放置1小时后，取出，于室温时，照荧光分析法，在激发光波长400nm、发射光波长500nm处测定荧光读数。供试品溶液及试剂空白读数分别为43.1及1.2，对照品溶液及试剂空白读数分别为42.1及1.2，计算供试品溶液的浓度及利血平片中利血平的含量。

练习四　原子吸收分光光度法

一、填空

1. 电子从基态跃迁到最低激发态时所产生的吸收谱线称为_____，再从最低激发态跃迁回基态时，则发射出一定频率的光，这种谱线称为_____，二者均称为_____。不同的元素由于_____不同，电子能级差不同，因而具有不同的_____。

2. 原子吸收分光光度计与紫外－可见分光光度计的不同处在于_____，前者是_____，后者是_____。

3. 空心阴极灯是原子吸收分光光度计的_____。其主要部分是杯形空心阴极，它是由_____或_____制成。灯内充以低压_____成为一种特殊形式的辉光放电管。

4. 火焰温度越高，电离干扰_____，若测定钙时，为消除其电离干扰，可加入一定量的消电离剂_____。

5. 原子分光光度计中的火焰原子化器是由_____、_____及_____三部分组成。

6. 分子吸收光谱和原子吸收光谱的相同点是：都是_____，都是由核外层电子跃迁产生的_____，波长范围_____。二者的区别是前者的吸光物质是_____，后者是_____。

7. 石墨炉的升温过程大致可分为_____、_____、_____和除残四个阶段。

8. 原子吸收分析用的火焰，按燃气与助燃气混合方式不同，可以分为_____和_____两大类，其中_____是原子吸收分析最常用的。

9. 火焰型原子分光光度计点火时，先开_____，后开_____；关闭时，先关_____，后关_____。

10. 原子发射光谱是基于原子外层电子跃迁产生的_____，所以属于_____。

二、单项选择题

1. 原子吸收分光光度法可进行（　　　）分析。

A.定性　　　　　　　　　　　　　　　B.半定量和定量

C.结构　　　　　　　　　　　　D.能量

2. 原子吸收分光光度计由光源、（　　　）、单色器、检测器等主要部件组成。

A.电感耦合等离子体　　　　　　B.空心阴极灯

C.原子化器　　　　　　　　　　D.辐射源

3. 原子吸收分光光度法是基于光的吸收符合（　　　），即吸光度与待测元素的含量成正比而进行分析检测的。

A.多普勒效应　　　　　　　　　B.朗伯-比尔定律

C.光电效应　　　　　　　　　　D.塞曼效应

4. 空心阴极灯的主要操作参数是（　　　）

A.灯电流　　　　B.灯电压　　　　C.阴极温度　　　　D.内充气体压力

5. 在原子吸收分光光度法分析中，测定元素的灵敏度、准确度及干扰等，在很大程度上取决于（　　　）

A.空心阴极灯　　　　B.检测系统　　　　C.原子化器　　　　D.分光系统

6. 下列哪一项不属于原子吸收分光光度法的特点（　　　）

A.准确度高　　　　　　　　　　B.灵敏度高

C.选择性好　　　　　　　　　　D.工作曲线的线性范围宽

7. 在原子吸收分光光度法测定中草药中无机元素时的样品处理方法中，下列哪一项不是其中之一（　　　）

A.湿法消化法　　　　　　　　　B.干法消化法

C.高温消化法　　　　　　　　　D.高压消化法

8. 原子吸收分析中光源的作用是（　　　）

A.提供试样蒸发和激发所需要的能量　　B.产生紫外光

C.发射待测元素的特征谱线　　　　D.产生足够浓度的散射光

9. 在原子吸收分光光度法中，原子蒸气对共振辐射的吸收程度与（　　　）

A.透射光强度成正比　　　　　　B.基态原子数 N_0 成正比

C.激发态原子数 N_j 成正比　　　D.被测物质原子数 N_j/N_0 成正比

10. AAS选择性好，是因为（　　　）

A.原子化效率高

B.光源发出的特征辐射只能被特定的基态原子吸收

C.检测器灵敏度高

D.原子蒸气中基态原子数不受温度影响

11. 在原子吸收分光光度计中，广泛采用的光源是（　　　）

A.无极放电灯　　　　B.空心阴极灯　　　　C.氢灯　　　　　　　D.钨灯

12. 在原子吸收分析中，测定元素的灵敏度在很大程度上取决于（　　　）

A.空心阴极灯　　　　B.原子化系统　　　　C.分光系统　　　　D.检测系统

13. 石墨炉原子吸收法与火焰法相比，其优点是（　　　）

A.灵敏度高　　　　B.重现性好　　　　C.分析速度快　　　　D.背景吸收小

14. 原子吸收光谱分析中，乙炔是（　　　）

A.燃气-助燃气　　B.载气　　　　　　C.燃气　　　　　　D.助燃气

15. 原子吸收光谱分析仪中单色器位于（　　　）

A.空心阴极灯之后　　　　　　　B.原子化器之后

C.原子化器之前　　　　　　　　D.空心阴极灯之前

三、多项选择题

1. 在原子吸收分析中，如怀疑存在化学干扰，可采取一些补救措施，下列
（　　　）措施是适当的。

A.加入释放剂　　　　　　　　B.改变光谱通带

C.提高火焰温度　　　　　　　D.加入保护剂

2. 在原子吸收分光光度法中，为了防止回火，各种火焰点燃和熄灭时，燃气与助
燃气的开关必须遵守的原则是（　　　）

A.先开助燃气，后开燃气　　　　B.先开燃气，后关燃气

C.后开助燃气，先关助燃气　　　　D.先关燃气，后关助燃气

3. 原子吸收分光光度法定量方法有（　　　）

A.标准曲线法　　　B.标准加入法　　　C.外标法　　　　　D.内标法

4. 原子吸收分光光度法测定钙时，为消除磷酸盐对钙的干扰可采用（　　　）

A.加入镧的可溶性盐　　　　　　B.加入 EDTA

C.加入氯化钠　　　　　　　　　D.都可以

5. 关于高温石墨炉原子化器，下列正确的是（　　　）

A.对难熔氧化物原子化有利　　　　B.原子化效率高

C.灵敏度高　　　　　　　　　　　D.重现性好，操作简单

四、简答题

1. 简述空心阴极灯的工作原理。

2. 什么叫灵敏度? 什么叫检出限?

3. 为什么通常选择共振线作分析线?

4. 原子吸收分光光度计主要由哪几部分组成? 各部分的功能是什么?

五、计算题

1. 用原子吸收分光光度法测定镁的灵敏度时, 若配成2μg/ml的水溶液, 测到吸光度为0.330, 试计算镁的灵敏度。

2. 在原子吸收光谱仪上, 用标准加入法测定试样溶液中Cd含量。各试液在加入镉标准溶液 (1ml含Cd 10μg) 用水稀释至50ml, 测其吸光度如表2。用作图法求试样溶液中Cd的浓度 (mg/L)?

表2 习题表

序号	试液	加入镉标准溶液 (1ml含Cd 10μg) 的毫升数/ (ml)	吸光度
1	20.0	0.0	0.042
2	20.0	1.0	0.080
3	20.0	2.0	0.116
4	20.0	4.0	0.190

练习五　色谱法概述

一、名词解释

1. 分配系数

2. 噪声

3. 容量因子

4. 分离度

5. 色谱图

6. 保留时间

7. 基线

8. 死体积

9. 死时间

10. 调整保留时间

11. 正相色谱

12. 反相色谱

13. 拖尾因子

14. 峰宽

15. 半峰宽

二、单项选择题

1. 色谱法分离混合物的可能性决定于试样混合物在固定相中（　　　）的差别。

A.沸点差　　　　　　B.温度差　　　　　　C.吸光度　　　　　　D.分配系数

2. 选择固定液时，一般根据（　　　）原则。

A.沸点高低　　　　　B.熔点高低　　　　　C.相似相溶　　　　　D.化学稳定性

3. 按分离原理分类，液固色谱法属于（　　　）

A.分配色谱法　　　B.排阻色谱法　　　　C.离子交换色谱法　　D.吸附色谱法

4. 下列溶剂的极性从小至大的顺序为（　　　）

A.水＜甲醇＜乙醇＜丙酮　　　　　　B.丙酮＜乙醇＜水＜甲醇

C.丙酮＜乙醇＜水＜甲醇　　　　　　D.丙酮＜乙醇＜甲醇＜水

5. 已知某混合试样A、B、C三组分的分配系数分别为440、480、520，问三组分在薄层上R_f值的大小顺序如何（　　　）

A. A＞B＞C　　　　　　　　　　B. B＞A＞C

C. C＞B＞A　　　　　　　　　　D. C＞A＞B

6. 俄国植物学家茨维特用石油醚为冲洗剂，分离植物叶子的色素时是采用（　　　）

A.液液色谱法　　　B.液固色谱法　　　C.凝胶色谱法　　　D.离子交换色谱

三、简答题

1. 色谱流出曲线有何意义？

2. 色谱法按分离机制分为哪几类？按操作形式分为哪几类？

3. 在液－固吸附柱色谱技术中，若吸附剂使用的是硅胶，它的分离原理是什么？梯度洗脱时应该怎样合理配置溶剂比例与极性？（以石油醚与乙酸乙酯两相混合溶剂为例）

4. 简述凝胶色谱技术的分离原理。并解释大分子与小分子化合物之间哪个先被洗脱下来，为什么？

练习六 薄层色谱法

一、单项选择题

1. 在薄层色谱中，组分 R_f 的最佳范围是（　　）

A. 0.2~0.8　　　　　B. 0~1　　　　　C. 0.3~0.5　　　　　D. 大于 1.5

2. 在薄层色谱法中分离酸性物质时，可在展开剂中加入少量的（　　）

A. 二乙胺　　　　　B. 氨水　　　　　C. 酸　　　　　D. 碱

3. 进行纸色谱时，滤纸所起的作用是（　　）

A. 固定相　　　　　　　　　　　B. 展开剂

C. 吸附剂　　　　　　　　　　　D. 惰性载体

4. 某组分在以丙酮作展开剂进行吸附薄层色谱分析时，R_f 值太小，欲提高该组分的 R_f 值，应选择的展开剂是（　　）

A. 乙醇　　　　　B. 三氯甲烷　　　　　C. 环己烷　　　　　D. 乙醚

5. 试样中 A、B 两组分在薄层色谱中分离，首先取决于（　　）

A. 薄层有效塔板数的多少　　　　　B. 薄层展开的方向

C. 组分在两相间分配系数的差别　　D. 薄层板的长短

6. 在薄层色谱中，以硅胶为固定相，有机溶剂为流动相，迁移速度快的组分是（　　）

A. 极性大的组分　　　　　　　　　B. 极性小的组分

C. 挥发性大的组分　　　　　　　　D. 挥发性小的组分

7. 在平面色谱中跑在距点样原点最远的组分是（　　）

A. 比移值最大的组分　　　　　　　B. 比移值小的组分

C. 分配系数大的组分　　　　　　　D. 相对挥发度小的组分

8. 纸色谱法分离糖类，应选用的展开剂是（　　）

A. 烃类　　　　　　　　　　　　　B. 卤烃

C. 醛类　　　　　　　　　　　　　D. 醇类

9. 平面色谱中被分离组分与展开剂分子的类型越相似，组分与展开剂分子之间的（　　　）

A. 作用力越小，比移值越小　　　　　B. 作用力越小，比移值越大

C. 作用力越大，比移值越大　　　　　D. 作用力越大，比移值越小

10. 用硅胶G的薄层层析法分离混合物中的偶氮苯时，以环己烷–乙酸乙酯（9：1）为展开剂，经1小时展开后，测得偶氮苯斑点中心离原点的距离为4.5cm，其至溶剂前沿距离为10.5cm。偶氮苯在此体系中的比移值R_f为（　　　）

A. 0.56　　　　　B. 0.49　　　　　C. 0.43　　　　　D. 0.25

二、填空

1. 展开剂的极性＿＿＿＿＿，固定相的极性＿＿＿＿＿，称为正相薄层色谱；展开剂的极性＿＿＿＿＿，固定相的极性＿＿＿＿＿，称为反相薄层色谱。

2. 在薄层色谱中定性参数R_f值的数值在＿＿＿＿＿之间。

3. 在纸色谱中，被分离组分分子与展开剂分子的性质越接近，它们之间的作用力越＿＿＿＿＿，组分斑点距原点的距离越＿＿＿＿＿。

4. 薄层色谱板的"活化"作用是＿＿＿＿＿、＿＿＿＿＿。

5. 纸色谱中用＿＿＿＿＿作固定相，其分离原理是基于＿＿＿＿＿的不同。

6. 要使两组分通过平面色谱分离的先决条件是它们的＿＿＿＿＿不同。

7. 薄层色谱法的一般操作程序是＿＿＿＿＿、＿＿＿＿＿、＿＿＿＿＿、＿＿＿＿＿、＿＿＿＿＿。

8. 用正相薄层色谱分离极性组分，极性越＿＿＿＿＿的组分，越先出峰。

9. 荧光薄层板与普通薄层板的区别是＿＿＿＿＿。在紫外灯下，荧光薄层板呈绿色荧光底色，被检测的物质一般呈＿＿＿＿＿。

10. 硅胶HF_{254}表示＿＿＿＿＿。硅胶GF_{254}表示＿＿＿＿＿。

11. 调整保留时间是减去＿＿＿＿＿的保留时间。＿＿＿＿＿是平面色谱的基本定性参数。

12. 色谱分析中有两相，其中一相称为＿＿＿＿＿，另一相称为＿＿＿＿＿，各组分就在两相之间进行分离。

三、名词解释

1. 比移值

2．活化

3．脱活

四、判断题

1．展开剂中苯、甲苯、三氯甲烷、正丁醇、乙醇的极性顺序依次减弱。（　　　）

2．吸附薄层色谱分析中，极性大的被分离物质应选择极性小的展开剂。（　　　）

3．在纸色谱中，固定相是滤纸纤维，流动相是有机溶剂。（　　　）

4．相对比移值在一定程度上消除了测定中的系统误差，因此与比移值相比具有较高的重现性和可比性。（　　　）

5．在吸附薄层色谱中，极性小的组分在板上移行速度较快，R_f值较大。（　　　）

6．硅胶的含水量越多，吸附能力越强。（　　　）

五、简答题

1．影响薄层色谱分析的主要因素有哪些？

2．薄层色谱法有哪些定量方法？

六、计算题

1．薄层色谱中，A点和B点从原点分别上行展开12.4cm和8.6cm（斑点底部到原点的距离），A点与B点的直径分别为0.6cm和0.4cm，溶剂前沿距离原点16.2cm，计算A点与B点的R_f值和A点与B点的分离度R值。

2．甲乙二组分，在硅胶薄层板上用环己烷作流动相展开12cm，移动距离分别为8.20cm和6.85cm，计算此二组分的R_f值并画出薄层色谱示意图。

3．化合物A在薄层板上从样品原点迁移6.9cm，溶剂前沿从样品原点迁移15cm。

（1）计算A的R_f值。

（2）若溶剂前沿移动至样品原点以上17.4cm，A的斑点应在此薄层板上何处？

4．化合物A在薄层板上从样品原点迁移7.2cm，溶剂前沿迁移至的A斑点以上5.8cm处。

（1）计算A的R_f值。

（2）若溶剂前沿移动至样品原点以上11.2cm，A的斑点应在此薄层板上何处？

练习七　气相色谱法

一、填空

1. 气相色谱的流动相是_____也称之_____，使用最多的是_____和_____。按固定相的不同又可分为_____和_____。按色谱柱不同_____可分为_____和_____。

2. 不被固定相吸附或溶解的气体（如空气、甲烷），从进样开始到柱后出现浓度最大值所需的时间称为_____。

3. 气相色谱分析的基本过程是往气化室进样，气化的试样经_____分离，然后各组分依次流经_____，它将各组分的物理或化学性质的变化转换成电量变化输给记录仪，描绘成色谱图。

4. 测定乙醇含量时，乙醇被强烈吸附，保留时间_____，_____出峰。水仅微弱吸附，_____出峰。

5. 描述色谱柱效能的指标是_____，柱的总分离效能指标是_____。

6. 气相色谱的仪器一般由_____、_____、_____、_____、_____和信号记录系统组成。

7. 气相色谱的浓度型检测器有_____、_____；质量型检测器有_____、_____；其中 TCD 使用_____气体作载气时灵敏度较高，FID 对_____的测定灵敏度较高，ECD 只对_____有响应。

8. 用聚硅氧烷为固定相测定维生素 E，即为_____色谱，内标物正三十二烷_____，先出峰，维生素 E_____，保留时间长，后出峰。

9. 使用 FID 检测器，在进样量一定时，峰高与_____成正比，因此，以峰高定量，应保持_____恒定。

10. 气相色谱定性分析的任务是确定色谱图上每个峰代表什么物质，其根据是每个峰的_____。

11. 当色谱柱中只有载气经过时检测器记录的信号称为_____。

12. 气相色谱的结构流程：_____

13. 气液色谱固定相的选择应根据_____的原则。分离非极性组分时通常选用_____固定相，各组分按沸点顺序出峰，_____组分先出峰，分离极性组分时通常选用_____固定相，各组分按_____出峰，极性_____组分先出峰。

二、单项选择题

1. 在气相色谱分析中，用于定性分析的参数是（　　　）

A.保留值　　　　B.峰面积　　　　C.分离度　　　　D.半峰宽

2. 在气-液色谱法中，首先流出色谱柱的组分是（　　　）

A.吸附能力小　　B.吸附能力大　　C.溶解能力大　　D.溶解能力小

3. 气相色谱分析中，下列哪个因素对理论塔板高度没有影响（　　　）

A.填料的粒度　　　　　　　　B.载气的流速

C.填料粒度的均匀程度　　　　D.色谱柱长

4. 气相色谱定量分析时，要求进样量特别准确的是（　　　）

A.内标法　　　　B.外标法　　　　C.面积归一法　　D.标准加入法

5. 理论塔板数反映了（　　　）

A.分离度　　　　B.分配系数　　　C. 保留值　　　　D. 柱的效能

6. 为了测定三两半药酒中乙醇含量，应选用下列哪一种固定相（　　　）

A.硅胶　　　　　B.分子筛　　　　C.高分子多孔小球　　D.氧化铝

7. 气相色谱法测定维生素 E 的含量，下列说法正确的是（　　　）

A.载气为 H_2　　　　　　　　B.检测器为热导池检测器

C.外标法　　　　　　　　　　D.VE峰与内标物质峰的分离度应＞2.0

8. 进行色谱分析时，进样时间过长会导致半峰宽（　　　）

A.没有变化　　　B.变宽　　　　　C.变窄　　　　　D.不成线性

9. 对柱效能 n，下列哪些说法正确（　　　）

A.组分能否分离取决于 n 值的大小　　B.塔板高度增大，柱效能增大

C.指定色谱柱对所有物质柱效能相同　　D.柱长愈长，柱效能愈大

10. 对同一样品，程序升温色谱与恒温色谱比较，正确的说法是（　　　）

A.程序升温色谱图中的色谱峰数与恒温色谱图中的色谱峰数相同

B.程序升温色谱图中的色谱峰数大于恒温色谱图中的色谱峰数

C.改变升温程序，各色谱峰保留时间改变但峰数不变

D.程序升温色谱法能缩短分析时间，改变保留时间、峰形，从而改善分离度及提高检测灵敏度，峰数也可能改变，并且使样品中的各组分在适宜的柱温下分离

11. 在定量工作曲线的线性范围内，进样量越大，不会产生的变化为（　　　　）

A.峰面积比例增大 　　　　　　　　B.峰高比例增高

C.半峰宽比例增大 　　　　　　　　D.半峰宽不变

12. 选择程序升温方法进行分离的样品主要是（　　　　）

A.同分异构体 　　　　　　　　　　B.同系物

C.沸点差异大的混合物 　　　　　　D.分子量接近的混合物

13. 热导池检测器是一种（　　　　）

A.浓度型检测器

B.质量型检测器

C.只对含碳、氢的有机化合物有响应的检测器

D.只对含硫、磷化合物有响应的检测器

14. 使用氢火焰离子化检测器，选用下列哪种气体作载气最合适（　　　　）

A. H_2 　　　　　　　　　　　　　B. He

C. Ar 　　　　　　　　　　　　　　D. N_2

15. 应用GC法测定痕量硝基化合物，宜选用的检测器是（　　　　）

A.氢火焰离子化检测器 　　　　　　B.电子捕获检测器

C.热导池检测器 　　　　　　　　　D. A、B和C都可以

16. 在气液色谱分析中，当两组分的保留值很接近，且峰形很窄，其原因是（　　　　）

A.柱效低 　　　　　　　　　　　　B.容量因子太大

C.柱子太长 　　　　　　　　　　　D.固定相选择性不好

17. 良好的气-液色谱固定液为（　　　　）

A.蒸气压低、稳定性好

B.化学性质稳定

C.溶解度大，对相邻两组分有一定的分离能力

D. A、B和C

18. 下列气相色谱仪的检测器中，属于质量型检测器的是（　　　　）

A.热导池和氢焰离子化检测器 　　　B.火焰光度和氢焰离子化检测器

C.热导池和电子捕获检测器　　　　　　D.火焰光度和电子捕获检测器

19．在气相色谱分析中，用于定量分析的参数是（　　　）

A.保留时间　　　　B.保留体积　　　　C.半峰宽　　　　D.峰面积

20．色谱体系的最小检测量是指恰能产生与噪声相鉴别的信号时（　　　）

A.进入单独一个检测器的最小物质量　　B.进入色谱柱的最小物质量

C.组分在气相中的最小物质量　　　　　D.组分在液相中的最小物质量

21．在气-液色谱分析中，良好的载体为（　　　）

A.粒度适宜、均匀，表面积大

B.表面没有吸附中心和催化中心

C.化学惰性、热稳定性好，有一定的机械强度

D.A、B和C

22．下列因素中，对色谱分离效率最有影响的是（　　　）

A.柱温　　　　　　B.载气的种类　　　　C.柱压　　　　　D.固定液膜厚度

23．TCD的基本原理是依据被测组分与载气（　　　）的不同。

A.相对极性　　　　　　　　　　　　　B.电阻率

C.相对密度　　　　　　　　　　　　　D.导热系数

24．在气固色谱中各组分在吸附剂上分离的原理是（　　　）

A.各组分溶解度不同　　　　　　　　　B.各组分电负性不同

C.各组分颗粒大小不同　　　　　　　　D.各组分的吸附能力不同

25．在气相色谱分析中为了测定蔬菜中含氯农药残留量，宜选用哪种检测器（　　　）

A.氢焰离子化检测器　　　　　　　　　B.火焰光度检测器

C.电子捕获检测器　　　　　　　　　　D.热导检测器

26．在气液色谱中，色谱柱的使用上限温度取决于（　　　）

A.样品中沸点最高组分的沸点　　　　　B.样品中各组分沸点的平均值

C.固定液的沸点　　　　　　　　　　　D.固定液的最高使用温度

27．气相色谱定量分析时，当样品中各组分不能全部出峰或在多种组分中只需定量其中某几个组分时，可选用（　　　）

A.归一化法　　　　B.标准曲线法　　　　C.内标法　　　　D.比较法

28．气-液色谱、液-液色谱皆属于（　　　）

A.吸附色谱　　　　B.凝胶色谱　　　　C.分配色谱　　　　D.离子色谱

三、判断题

1. 气相色谱分析中，安装色谱柱要注意方向，接抽气机的一侧与检测器相连。（　　）

2. 使用热导检测器（TCD）时，先通载气，再通电源，工作完毕先关载气，再关电源。（　　）

3. 色谱柱不用时两端应密塞。拿色谱柱应轻放避免振动。（　　）

4. 氢火焰离子化检测器具有灵敏度高、噪声小、死体积小、检测样品不被破坏的优点，是气相色谱中最常用的检测器。（　　）

5. 使用热导检测器（TCD）定量分析时，用峰面积定量对流速是否恒定无要求。（　　）

6. 相对保留值仅与柱温、固定相性质有关，与操作条件无关。（　　）

7. 相邻两组分得到完全分离时，其分离度 $R < 1.5$。（　　）

8. 某试样的色谱图上出现三个峰，该试样最多有三个组分。（　　）

9. 气相色谱定性分析中，若标准物与未知物保留时间一致，则可以肯定两者为同一物质。（　　）

10. 气固色谱用固体吸附剂作固定相，常用的固体吸附剂有活性炭、氧化铝、硅胶、分子筛和高分子微球。（　　）

11. 气相色谱分析中，混合物能否完全分离取决于色谱柱，分离后的组分能否准确检测出来，取决于检测器。（　　）

12. 在用气相色谱仪分析样品时载气的流速应恒定。（　　）

13. 电子捕获检测器对电负型弱的元素的化合物具有很高的灵敏度。（　　）

14. FID 检测器是典型的非破坏型质量型检测器。（　　）

15. 当无组分进入检测器时，色谱流出曲线称色谱峰（　　）

四、简答题

1. 《中国药典》选用 GC 法的指导原则是什么？

2. 什么原因导致基线不稳和干扰？

3. 气相色谱仪主要包括哪几个部分？各有什么作用？

4. 写出图 2 中各符号代表的意义。

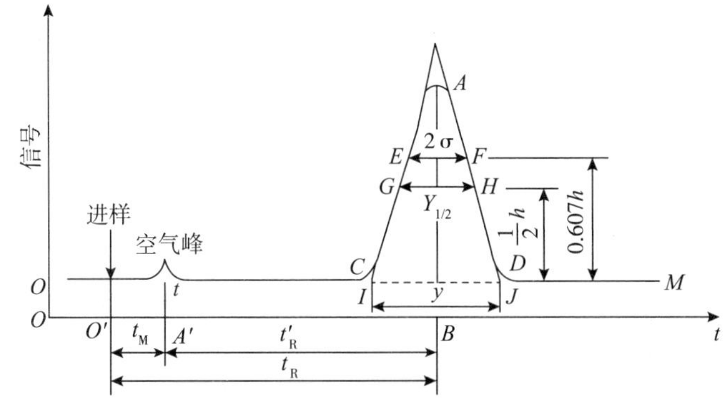

图2 习题图

5. 气相色谱仪常用的检测器有哪些？可以分别检测什么样的样品？最常用检测器是什么？

6. 气相色谱法有哪些常用的定性分析方法和定量分析方法？

五、计算题

1. 在一根色谱柱上测得空气峰出峰时间为0.5分钟，样品出峰时间为2.44分钟，半峰宽为9.7秒。假设色谱峰呈正态分布，色谱柱长1m，计算该柱的理论塔板数、理论塔板高度、有效塔板数及有效塔板高度。

2. 取含有内标正三十二烷1.005mg/ml和维生素E对照品1.991mg/ml的混合溶液1μl注入气相色谱仪。测得数据如表3所示，求理论板数、分离度和校正因子各为多少？

表3 习题表

物质	t_R/（min）	$W_{h/2}$/（min）	W/（min）	A/（min^2）
对照品	9.70	0.53	1.10	36.01
内标物	5.90	0.40	0.97	25.65

峰面积 $A=1.065hW_{h/2}$

3. 精密称取维生素E供试品20.18mg，用2.020mg/ml的内标溶液10ml溶解，密塞，振摇溶解后，进样1μl，进行气相色谱分析。供试品和内标物峰面积分别为9625478及9914327。已测得校正因子是1.025，求供试品中维生素E的百分含量。

4. 在一根长3m的色谱柱上，分离某样品的结果如下：死时间为1分钟，组分A的保留时间14分钟，峰宽0.8分钟，半高峰宽0.4分钟，组分B的保留时间为16分钟，峰宽为1分钟，半高峰宽0.5分钟。

（1）求A、B两组分的调整保留时间；

（2）用组分B计算理论塔板数、有效塔板数 n_{eff} 和有效塔板高度 H_{eff}；

（3）求组分A与组分B的分离度。

5．两物质A和B在30cm长的色谱柱上的保留时间分别为16.40分钟和17.63分钟，有一不与固定相作用的物质，其在此柱上的保留时间为1.30分钟。物质A和B的峰底宽度分别为1.11分钟和1.21分钟。请计算：（1）A物质在该色谱柱的调整保留时间；（2）以组分B计算色谱柱的理论塔板高度 H；（3）此色谱柱对A、B两物质的分离度 R，并判断两组分是否完全分离？

6．谱峰峰底宽为50秒，它的保留时间为50分钟，在此情况下，该柱子有多少块理论塔板？

7．正庚烷与正己烷在某色谱柱上的保留时间为94秒和85秒，空气在此柱上的保留时间为10秒，所得理论塔板数为3900块，求这两个化合物在该柱上的分离度？

练习八　高效液相色谱法

一、填空

1. 高效液相色谱仪基本由_____、_____、_____、_____和色谱数据处理系统五部分组成。

2. 流动相常用脱气方法有_____、_____、_____、_____，目前最常用且效果较好的是_____。

3. 高压输液泵是高效液相色谱仪的核心部件，目前应用较多的是_____，属于_____泵。

4. 高效液相色谱是以_____为流动相，流动相的选择对分离影响很大。

5. 评价色谱柱的主要指标有_____、_____、_____和键合相浓度。

6. 一般键合固定相pH范围为_____。

二、名词解释

1. 等度洗脱
2. 梯度洗脱

三、单项选择题

1. 在高效液相色谱流程中，试样混合物在（　　　）中被分离。

A.检测器　　　　　　B.记录器　　　　　C.色谱柱　　　　　　D.进样器

2. 液相色谱流动相过滤必须使用何种粒径的过滤膜（　　　）

A. 0.5μm　　　　　　　　　　　　B. 0.45μm

C. 0.6μm　　　　　　　　　　　　D. 0.55μm

3. 在液相色谱中，为了改变色谱柱的选择性，可以进行如下哪项操作（　　　）

A.改变流动相的种类或柱子　　　B.改变固定相的种类或柱长

C.改变固定相的种类和流动相的种类　　D.改变填料的粒度和柱长

4. 下列用于高效液相色谱的检测器，检测器不能使用梯度洗脱的是（　　　）

　A.紫外检测器　　　　　　　　　　　　B.荧光检测器

　C.蒸发光散射检测器　　　　　　　　　D.示差折光检测器

5. 在高效液相色谱中，色谱柱的长度一般在（　　　）范围内

　A. 10~25cm　　　　B. 20~50m　　　　C.1~2m　　　　D.2~5m

6. 高效液相色谱中通用型检测器是（　　　）

　A.紫外吸收检测器　　　　　　　　　　B.示差折光检测器

　C.热导池检测器　　　　　　　　　　　D.氢焰检测器

7. 不是高液相色谱仪中检测器的是（　　　）

　A.紫外吸收检测器　　　　　　　　　　B.荧光检测器

　C.差示折光检测　　　　　　　　　　　D.电子捕获检测器

8. 高效液相色谱仪与气相色谱仪比较增加了（　　　）

　A.恒温箱　　　　B.进样装置　　　　C.程序升温　　　　D.梯度淋洗装置

9. 高效液相色谱仪与普通紫外–可见分光光度计完全不同的部件是（　　　）

　A.流通池　　　　B.光源　　　　C.分光系统　　　　D.检测系统

10. 高效液相色谱仪中高压输液系统不包括（　　　）

　A.贮液器　　　　B.高压输液泵　　　　C.进样器　　　　D.梯度洗脱装置

11. HPLC法反相色谱中最常用的化学键合相是（　　　）

　A.辛基硅烷键合相　　　　　　　　　　B.十八烷基硅烷键合相

　C.氨基键合相　　　　　　　　　　　　D.氰基键合相

12. 在反相色谱中（　　　）

　A.固定相的极性大于流动相的极性

　B.固定相的极性等于流动相的极性

　C.固定相的极性小于流动相的极性

　D.以上都不对

13. 正相键合相色谱法采用的固定相为（　　　）

　A.极性键合相　　　　B.非极性键合相　　　　C.离子交换剂　　　　D.凝胶

14. 以十八烷基硅烷键合硅胶为固定相，甲醇/水为流动相分离测定愈风宁心片含量的色谱法为（　　　）

　A.正相键合相色谱　　　　　　　　　　B.反相键合相色谱

　C.凝胶色谱　　　　　　　　　　　　　D.离子色谱

15. 在液相色谱中，某组分的保留值大小实际反映了哪些部分的分子间作用力（　　）

　　A.组分与流动相　　　　　　　　　　B.组分与固定相

　　C.组分与流动相和固定相　　　　　　D.组分与组分

16. 在环保分析中，常常要监测水中多环芳烃，如用高效液相色谱分析，应选用下述哪种检测器（　　）

　　A.荧光检测器　　　　　　　　　　　B.示差折光检测器

　　C.电导检测器　　　　　　　　　　　D.紫外吸收检测器

17. 在液相色谱法中，提高柱效最有效的途径是（　　）

　　A.提高柱温　　　　　　　　　　　　B.降低板高

　　C.降低流动相流速　　　　　　　　　D.减小填料粒度

18. 在液相色谱中，不会显著影响分离效果的是（　　）

　　A.改变固定相种类　　　　　　　　　B.改变流动相流速

　　C.改变流动相配比　　　　　　　　　D.改变流动相种类

19. 当流动相含有缓冲盐时，关机之前对流路进行的清洗应是（　　）

　　A.不需要清洗，直接关机

　　B.直接用100%甲醇冲洗30分钟以上后关机

　　C.先用10%甲醇水冲30分钟，再用100%甲醇冲洗30分钟以上，最后进行关机

　　D.使用90%甲醇冲洗30分钟后关机

20. 在反相色谱中，若以甲醇-水为流动相，增加甲醇的比例时，组分的容量因子 k 与保留时间 t_R 的变化为（　　）

　　A. k 与 t_R 增加　　　B. k 与 t_R 降低　　　C. k 与 t_R 不变　　　D. k 增加，t_R 降低

21. 高效液相色谱法的定量依据（　　）

　　A.保留时间 t_R　　　B.半峰宽　　　C.保留体积　　　D.峰面积或峰高

22. 不是高液相色谱仪中的检测器是（　　）

　　A.紫外吸收检测器　　　　　　　　　B.红外检测器

　　C.示差折光检测　　　　　　　　　　D.电导检测器

23. 高效液相色谱、原子吸收分析用标准溶液的配制一般使用（　　）

　　A.国标规定的一级、二级去离子水　　B.国标规定的三级水

　　C.不含有机物的蒸馏水　　　　　　　D.无铅（无重金属）水

24. 在液相色谱中，为了提高分析效率，缩短分析时间，应采用的装置是（　　）

A. 高压泵　　　　　B. 梯度洗脱装置　　　C. 贮液器　　　　　　D. 加温器

25. 在液相色谱中，梯度洗脱适用于分离的是（　　）

A. 异构体　　　　　　　　　　　　　B. 沸点相近，官能团相同的化合物

C. 沸点相差大的试样　　　　　　　　D. 极性变化范围宽的试样

四、判断题

1. 仪器分析法的精密度比化学分析法好。（　　）

2. 高效液相色谱流动相过滤效果不好，可引起色谱柱堵塞。（　　）

3. 高效液相色谱分析的应用范围比气相色谱分析的大。（　　）

4. 反相键合相色谱柱长期不用时必须保证柱内充满甲醇流动相。（　　）

5. 高效液相色谱分析中，使用示差折光检测器时，可以进行梯度洗脱。（　　）

6. 高效液相色谱仪的色谱柱可以不用恒温箱，一般可在室温下操作。（　　）

7. 以硅胶为载体的化学键合相填充剂可在高 pH 下长时间使用，用后也不用立即冲洗。（　　）

8. 高效液相色谱分析中，固定相极性大于流动相极性称为正相色谱法。（　　）

9. 高效液相色谱分析不能分析沸点高、热稳定性差、相对分子量大于 400 的有机物。（　　）

10. 在液相色谱法中，70%~80% 的分析任务是由反相键合相色谱法来完成的。（　　）

11. 保护柱是安装在进样环与分析柱之间的，对分析柱起保护作用，内装有与分析柱不同的固定相。（　　）

12. 填充好的色谱柱在安装到仪器上时是没有前后方向差异的。（　　）

13. 检测器、泵和色谱柱是组成高效液相色谱仪的三大关键部件。（　　）

14. 高效液相色谱中使用的流动相需经 $0.45\mu m$ 滤膜滤过，用前脱气。（　　）

15. 高效液相色谱中，色谱柱前面的预置柱会降低柱效。（　　）

16. 液相色谱分析时，增大流动相流速有利于提高柱效能。（　　）

17. 在液相色谱法中，提高柱效最有效的途径是减小填料粒度。（　　）

18. 应用光电二极管阵列检测器可以获得具有三维空间的立体色谱光谱图。（　　）

19. 在液相色谱中，范第姆特方程中的涡流扩散项对柱效的影响可以忽略。

（　　）

20．由于高效液相色谱流动相系统的压力非常高，因此只能采取阀进样。（　　）

21．液相色谱中，化学键合固定相的分离机制是典型的液–液分配过程。（　　）

22．紫外–可见光检测器是利用某些溶质在受紫外光激发后，能发射可见光的性质来进行检测的。（　　）

五、简答题

1．高效液相色谱法是如何实现高效和高速分离的（与经典的柱色谱比较）？

2．高效液相色谱有哪几种定量方法，其中哪种是比较精确的定量方法？

3．HPLC的常用检测器有哪几种？最常用的检测器是什么？

4．何谓化学键合相？有哪些优点？

5．何谓梯度洗脱？有哪些优点？

6．为什么作为高效液相色谱仪的流动相在使用前必须过滤、脱气？

7．高效液相色谱仪由哪些部分组成？

8．紫外检测器是否适用于检测所有有机物？为什么？

六、计算题

1．按《中国药典》用HPLC法测定愈风宁心片含量。用每1ml含葛根素80μg系统适用性试验检查时，测得葛根素保留时间11.9分钟，半高峰宽0.30分钟，求按葛根素峰计算理论板数是多少？

2．精密称取葛根素对照品10.0mg，置25ml量瓶中，加30%乙醇溶解并稀释至刻度，摇匀；精密量取2ml，置10ml量瓶中，加30%乙醇至刻度，摇匀，即得。精密吸取上述对照品溶液10μl，按前述色谱条件连续重复进样5次，测得峰面积分别为7929752、7993031、7971952、7996788、8008173（*RSD*为0.39%），计算响应因子是多少？

3．取本品10片，除去包衣，精密称定为2.2246g，研细，精密称取细粉约0.2014g，置具塞锥形瓶中，精密加入30%乙醇50ml，密塞，称定重量，超声处理（功率250W，频率33kHz）20分钟，放冷，再称定重量，用30%乙醇补足减失的重量，摇匀，滤过，取续滤液作为供试品溶液。分别精密吸取供试品溶液10μl，注入液相色谱仪，测定，按前述色谱条件连续重复进样5次，测得峰面积分别为7989752、7973031、7972952、7966788、8006172，试计算本品每片含葛根以葛根素（$C_{21}H_{20}O_9$）计是多少（已知响应因子为3301824）？

4. 采用HPLC法测定黄芩颗粒中黄芩素的含量，制备供试品和对照品溶液后，测得对照品溶液（5.98μg/ml）和供试品溶液的峰面积分别为：1016和899，求供试品溶液中黄芩素的含量（g/L）。

5. 已知一根1m长的色谱柱的有效塔板数为600块，组分A在该柱上的调整保留时间为了100秒，试求A峰的半峰宽及有效塔板高度。

6. 按《中国药典》用HPLC法测定氢化可的松含量。系统适用性试验时用含氢化可的松与泼尼松龙各5μg/ml的混合溶液，取20μl注入液相色谱仪，记录色谱图，测得数据如表4所示。

表4　习题表

	保留时间/（min）	半峰宽/（min）	峰宽/（min）
泼尼松龙	8.821	0.2442	0.4552
氢化可的松	10.052	0.3224	0.6545

求分别按氢化可的松、泼尼松龙计算的理论塔板数，泼尼松龙峰与氢化可的松峰的分离度是多少？是否符合要求？

精密称取供试品9.82mg，置100ml量瓶中，加甲醇溶解并稀释至刻度，摇匀，制成供试品溶液，另取氢化可的松对照品10.2mg，置100ml量瓶中，加甲醇溶解并稀释至刻度，摇匀，作为对照品溶液，分别精密量取供试品溶液与对照品溶液各20μl注入液相色谱仪，记录色谱图，所得数据如表5所示。

表5　习题表

编号	样品名称	保留时间/（min）	面积/（μV·s）
1	氢化可的松供试品	10.082	288566
2	氢化可的松供试品	10.084	289966
3	氢化可的松对照品	10.079	299154
4	氢化可的松对照品	10.076	297885

求供试品的含量百分数是多少？

练习九　核磁共振波谱与质谱法

一、名词解释

1. 屏蔽效应
2. 化学位移
3. 自旋偶合
4. 自旋分裂
5. 质荷比
6. 分子离子峰
7. 基峰
8. 准分子离子峰

二、填空

1. 自旋分裂遵循＿＿＿＿规律。乙醇的核磁共振波谱图中，由于自旋分裂的结果甲基上的氢是＿＿＿＿峰，亚甲基上的氢是＿＿＿＿峰。

2. 质谱法是通过对样品的分子电离后所产生离子的＿＿＿＿及其强度的测量来进行成分的结构分析的一种方法。

3. 质谱图用条图表示，横坐标表示＿＿＿＿，纵坐标表示＿＿＿＿。

4. 质谱仪一般由＿＿＿＿、＿＿＿＿、＿＿＿＿、＿＿＿＿、＿＿＿＿、＿＿＿＿六部分组成。

三、简答题

1. 氢谱能提供哪些信息？

2. 下列哪一组原子核均不产生核磁共振信号，为什么？

A. $_1^2H$、$_7^{14}N$ 　　　　B. $_9^{19}F$、$_6^{12}C$ 　　　　C. $_6^{12}C$、$_1^1H$ 　　　　D. $_6^{12}C$、$_8^{16}O$

3. 质谱仪的离子源种类有哪些？

四、计算题

以 TMS 为标准物质，$B_0 = 1.4092T$，测得 CH_3Br 的 $^1H\text{-}NMR$ 如下：

$$v_{CH_3} = 60MHz + 162Hz \qquad v_{TMS} = 60MHz$$

计算 CH_3Br 的化学位移值。

练习十 电化学分析法

一、名词解释

1. 电泳法

2. 迁移率

二、单项选择题

1. 下列不属于指示电极的是（　　　）

A.玻璃电极　　　　B.氢醌电极　　　　C.锑电极　　　　D.甘汞电极

2. 下列不符合作为一个参比电极的条件的是（　　　）

A.电位的稳定性好　B.固体电极　　　　C.重现性好　　　　D.可逆性好

3. 玻璃电极在使用前，需在去离子水中浸泡24小时以上，其目的是（　　　）

A.清除不对称电位　　　　　　　B.清除液接电位

C.清洗电极　　　　　　　　　　D.使不对称电位处于稳定

4. 实验测定溶液pH时，都是用标准缓冲溶液来校正电极，其目的是消除何种的影响（　　　）

A.不对称电位　　　　　　　　　B.液接电位

C.温度　　　　　　　　　　　　D.不对称电位和液接电位

5. pH测定中校正仪器用的两种标准缓冲溶液的pH应（　　　）

A.应大于6　　　　　　　　　　B.不大于30%

C.约相差5个单位　　　　　　　D.约相差3个单位

6. 钠玻璃电极适宜测定溶液的pH在（　　　）

A.1~14　　　　B.1~9　　　　C.大于14　　　　D.小于1

7. 滴定开始时没有或只有极少的电流通过，至终点时，滴定剂稍过量，产生的电解电流使电流计偏转并不再返回零电流的位置，则（　　　）

A.滴定剂为不可逆电对，被测物为可逆电对

B.滴定剂为不可逆电对，被测物为不可逆电对

C.滴定剂为可逆电对，被测物为不可逆电对

D.滴定剂为可逆电对，被测物为可逆电对

8. 测定溶液pH时，常用的指示电极是（　　　）

A.氢电极　　　　　　B.铂电极　　　　　　C.氢醌电极　　　　　　D. pH玻璃电极

三、判断题

1. 通过测量滴定过程中电池电动势的变化确定化学计量点，习惯上称为永停滴定法。（　　　）

2. 电极电位随溶液中被测组分离子浓度的变化而变化的电极叫指示电极。（　　　）

3. 电极经pH校正后，在测定供试液时，电位计的定位钮不能动，但斜率钮可以动。（　　　）

4. 玻璃电极在使用前要在水中浸泡一定时间，目的是使电极的不对称电位等于零。（　　　）

5. 参比电极的电极电位不随温度变化是其特性之一。（　　　）

6. 参比电极必须具备的条件是只对特定离子有响应。（　　　）

四、简答题

1. 电泳常用的分析方法有哪些?

2. 醋酸纤维素薄膜电泳的特点是什么?

参考答案

练习一

三、单项选择题

1.B 2.D 3.C 4.C 5.D 6.D 7.B 8.D 9.C 10.C

11.D 12.D 13.C 14.A 15.B 16.D 17.D 18.D 19.A 20.C 21.D

四、多项选择题

1.BD 2.CD 3.AB 4.CD 5.CD

六、计算题

1. 104.9% 2. 0.49g/L 3. 151.8μg/ml 4. $E_{1cm}^{1\%}$=1123；ε =26503

5. 88.9% 6. 1200；79.2% 7. 94.2% 8. 0.006g

练习二

三、单项选择题

1.A 2.A 3.C 4.C 5.A 6.C 7.C 8.D 9.D 10.C 11.C 12.B 13.D 14.B

四、多项选择题

1.AC 2.ABC 3.ABC 4.AB 5.AC

五、判断题

1.√ 2.× 3.√ 4.√ 5.× 6.√ 7.×

练习三

一、判断题

1.√ 2.√ 3.× 4.√ 5.√ 6.× 7.√ 8.× 9.×

二、单项选择题

1.C 2.C 3.A 4.C 5.C 6.B 7.A 8.C 9.B

三、多项选择题

1.CD　2.ACD　3.ABD　4.AB　5.BCD　6.AC

六、计算题

2.05μg/ml；89.6%

练习四

二、单项选择题

1.B　2.C　3.B　4.A　5.C　6.D　7.C　8.C　9.B

10.B　11.B　12.B　13.A　14.C　15.B

三、多项选择题

1.ACD　2.AD　3.AB　4.AB　5.ABC

五、计算题

1. 0.027μg/ml/1%　2. 0.2297mg/L

练习五

二、单项选择题

1.D　2.C　3.D　4.D　5.A　6.B

练习六

一、单项选择题

1.C　2.C　3.D　4.A　5.C　6.B　7.A　8.D　9.C　10.C

四、判断题

1.×　2.×　3.×　4.√　5.√　6.×

六、计算题

1.0.78；0.54；7.8　2.0.68；0.57　3.0.46；8.0cm　4.0.55；6.2cm

练习七

二、单项选择题

1.A　2.D　3.D　4.B　5.D　6.C　7.D　8.B　9.D

10.D　11.C　12.C　13.A　14.D　15.B　16.D　17.D　18.B

19.D 20.B 21.D 22.A 23.D 24.D 25.C 26.D 27.C 28.C

三、判断题

1.√ 2.× 3.√ 4.× 5.× 6.√ 7.× 8.× 9.×

10.√ 11.√ 12.√ 13.× 14.× 15.×

五、计算题

1.1262；0.79mm；798；1.25mm 2.1855；3.67；1.41 3.99.6%

4.（1）13min；15min；（2）4096；3600；0.83mm；（3）2.2 5.（1）15.1mim；

（2）0.088mm；（3）1.06＜1.5，两组分不能被完全分离。6.57600 7.1.57

练习八

三、单项选择题

1.C 2.B 3.C 4.D 5.A 6.B 7.D 8.D 9.A 10.C 11.B 12.C 13.A

14.B 15.C 16.A 17.B 18.B 19.C 20.B 21.D 22.B 23.A 24.B 25.D

四、判断题

1.× 2.√ 3.√ 4.√ 5.× 6.√ 7.× 8.√ 9.× 10.√ 11.×

12.× 13.√ 14.√ 15.√ 16.× 17.× 18.√ 19.× 20.× 21.× 22.×

六、计算题

1.8718 2.9974924 3.13.4mg 4.5.29×10^{-3}g/L 5.9.6秒；1.67mm

6.3774；6008；2.2，分离度符合要求；100.6%

练习九

四、计算题

2.7ppm

练习十

二、单项选择题

1.D 2.B 3.D 4.D 5.D 6.B 7.C 8.D

三、判断题

1.× 2.√ 3.× 4.× 5.× 6.×

参考文献

［1］中国药品生物制品检定所，中国药品检验总所.中国药品检验标准操作规范［M］.2010版.北京：中国医药科技出版社，2010.

［2］毛金银，杜学勤.仪器分析技术［M］.北京：中国医药科技出版社，2013.

［3］孙凤霞.仪器分析［M］.2版.北京：化学工业出版社，2011.

［4］欧阳卉，赵强.食品仪器分析技术［M］.北京：中国医药科技出版社，2019.